DERMATO-ONCOLOGIE PRATIQUE

Voir • Décrire • Décider

Le guide visuel des toxicités cutanées en oncologie

Dr Kais Aldabbagh
Oncologue médical

Version française — première édition

Dermato-Oncologie Pratique — Voir, Décrire, Décider

ISBN : 979-10-988447-0-6

Avertissement médical

Cet ouvrage est un outil pédagogique et pratique destiné aux professionnels de santé. Il ne remplace en aucun cas le jugement clinique, l'examen direct du patient, ni les recommandations officielles des sociétés savantes (ESMO, ASCO, MASCC, NCCN) en vigueur au moment de la prise en charge.

Les protocoles thérapeutiques, posologies et conduites à tenir évoluent avec le temps. L'auteur et l'éditeur déclinent toute responsabilité quant aux conséquences d'une application de ce contenu sans vérification auprès des sources officielles actualisées et sans évaluation clinique individualisée du patient.

Origine des illustrations

Les illustrations de cet ouvrage sont de deux natures, clairement identifiées sous chaque image :

- Illustrations générées par intelligence artificielle : représentations schématiques à visée pédagogique, ne montrant pas de patients réels. Elles servent à illustrer une morphologie générale et ne doivent pas être utilisées comme référence diagnostique exclusive.
- Photographies cliniques réelles publiées en accès libre (licences Creative Commons CC BY ou CC BY-SA), utilisées avec attribution complète de la source, conformément aux termes de leur licence respective.

Aucune photographie de patient n'a été utilisée sans autorisation ou licence appropriée.

Droits d'auteur

Sommaire

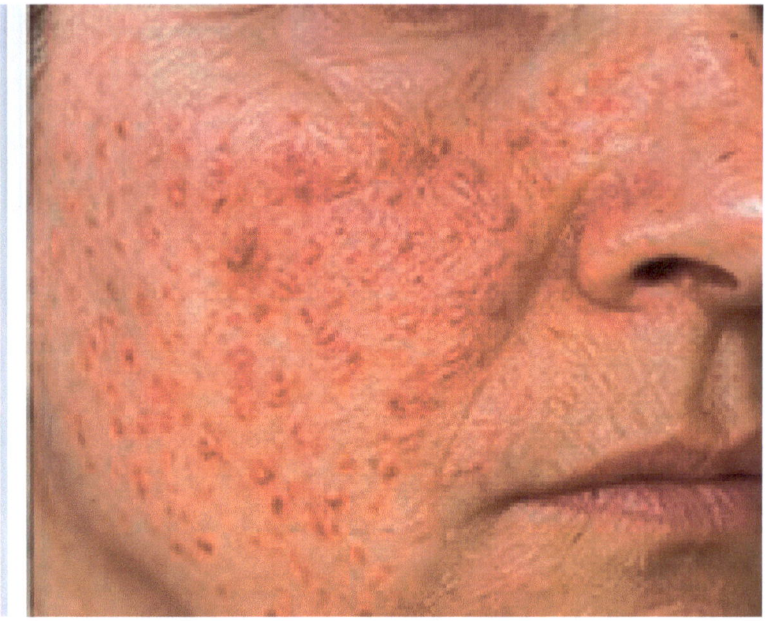

Éruption faciale — exemple schématique

⚠ *Illustration générée par IA — repère pédagogique de morphologie, ne remplace pas une photographie clinique.*

Lundi matin.

Votre premier patient est traité par pembrolizumab.

Il entre dans votre bureau. Avant même qu'il ne s'assoie, vous remarquez une éruption sur son visage.

Une simple toxicité cutanée ? Un effet attendu ? Une urgence dermatologique ?

Faut-il poursuivre l'immunothérapie ? Appeler un dermatologue ? Hospitaliser le patient ?

Ce livre est conçu pour répondre à ces questions en moins de cinq minutes.

Une idée simple

Les dermatologues ne commencent jamais par le diagnostic.

Ils commencent par regarder. Ils décrivent. Puis ils réfléchissent. Enfin ils traitent.

Cette méthode s'apprend.

La méthode VDDD

VOIR → DÉCRIRE → DIAGNOSTIQUER → DÉCIDER

Ce sera le fil conducteur de tout le livre.

PARTIE I

Comprendre le langage du dermatologue

Chapitre 1 — Comment regarder une lésion cutanée ?

Objectifs

À la fin de ce chapitre, vous serez capable de :

- ✓ Observer une lésion de manière systématique.
- ✓ Employer les termes dermatologiques appropriés.
- ✓ Décrire une lésion avant d'évoquer un diagnostic.
- ✓ Communiquer efficacement avec un dermatologue.

Introduction

Un dermatologue ne pose jamais un diagnostic en regardant une photo pendant deux secondes.

Il commence toujours par observer, puis décrire, et enfin raisonner. Cette méthode est simple, reproductible et s'apprend.

En oncologie, elle est indispensable. Une description précise permet :

- d'identifier plus rapidement une toxicité médicamenteuse ;
- d'évaluer sa gravité ;
- de suivre son évolution ;
- de communiquer efficacement avec un dermatologue.

La première compétence à acquérir n'est donc pas de reconnaître un rash, mais d'apprendre à regarder la peau.

La méthode V.O.I.R.

Tout au long de ce livre, nous utiliserons toujours la même méthode.

V — Voir Observer sans chercher immédiatement un diagnostic.

O — Observer Décrire objectivement ce qui est présent.

I — Identifier Identifier la lésion élémentaire.

R — Raisonner Évoquer les diagnostics possibles et décider de la conduite à tenir.

À retenir : un bon diagnostic commence toujours par une bonne description.

Étape 1 — Voir la peau dans son ensemble

Avant de regarder une lésion, regardez le patient. Posez-vous ces questions :

- Une seule lésion ou plusieurs ?
- Localisée ou diffuse ?
- Symétrique ou asymétrique ?
- Atteinte des muqueuses ?
- Atteinte des paumes ou des plantes ?
- Atteinte des ongles ?
- Atteinte du cuir chevelu ?

📌 **Conseil pratique :** prenez toujours cinq secondes pour observer l'ensemble du patient avant de zoomer sur une lésion.

Étape 2 — Identifier la lésion principale

La question la plus importante est :

Quelle est la lésion élémentaire dominante ?

Une éruption peut comporter plusieurs lésions, mais il existe presque toujours une lésion principale. Exemples :

- Papules
- Plaques
- Pustules
- Vésicules
- Bulles
- Macules
- Nodules

Les chapitres suivants détailleront chacune de ces lésions.

Étape 3 — Décrire la lésion

Pour décrire une lésion, utilisez toujours le même ordre :

→ 1. Nombre — unique, multiple ou diffuse ?

→ 2. Taille — quelques millimètres ou plusieurs centimètres ?

→ 3. Couleur — érythémateuse, violacée, brunâtre, purpurique, dépigmentée...

→ 4. Relief — plane ou palpable ?

→ 5. Surface — lisse, squameuse, croûteuse, kératosique, verruqueuse...

→ 6. Contours — bien limités ou mal limités ?

→ 7. Distribution — visage, tronc, membres, régions photo-exposées, distribution folliculaire, etc.

→ 8. Symptômes — prurit, douleur, brûlure ou absence de symptômes.

Exemple

Essayez de répondre avant de lire la correction.

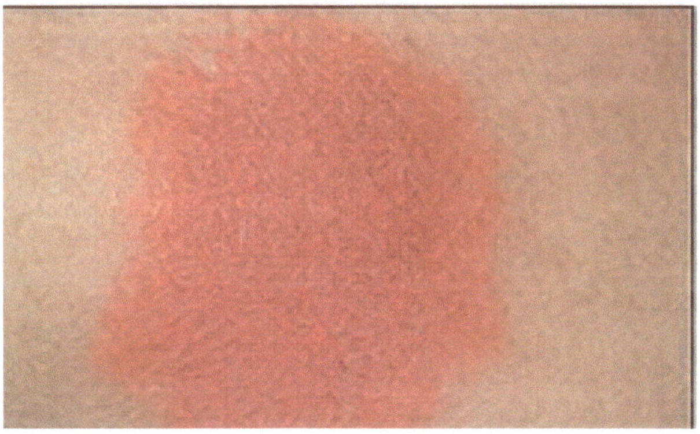

Cas d'entraînement — exemple schématique

⚠ Illustration générée par IA — repère pédagogique de morphologie, ne remplace pas une photographie clinique.

- Quelle est la lésion principale ?
- Quelle est sa couleur ?
- Est-elle plane ou en relief ?
- Où est-elle située ?
- La distribution est-elle symétrique ?

- La surface est-elle lisse ou squameuse ?

Le diagnostic peut attendre. L'objectif est d'apprendre à observer.

Les erreurs les plus fréquentes

❌ Commencer par le diagnostic.

❌ Écrire « rash cutané ». → *ce n'est pas une description.*

❌ Écrire « allergie ». → *ce n'est pas une description.*

❌ Écrire « éruption importante ». → *ne permet pas à un autre médecin de comprendre la situation.*

Une bonne description

Évitez	Écrivez
« Rash au visage. »	Multiples papules et pustules érythémateuses folliculaires, monomorphes, prédominant au visage et au cuir chevelu, sur fond d'érythème diffus, sans atteinte des muqueuses.

Cette phrase permet déjà à un dermatologue d'imaginer la lésion.

Les 5 messages à retenir

✅ Regardez toujours le patient avant la lésion.

✅ Décrivez avant de diagnostiquer.

✅ Identifiez la lésion élémentaire principale.

✅ Utilisez toujours le même ordre de description.

✅ Une bonne description est la première étape d'une bonne décision thérapeutique.

À la fin de ce chapitre

Vous devez être capable de regarder une photographie de peau et de répondre à une seule question :

« Qu'est-ce que je vois ? »

Le diagnostic viendra ensuite. C'est cette discipline qui distingue le raisonnement dermatologique et qui constitue la base de toute la suite de cette formation.

Références

1. Bolognia JL, Schaffer JV, Cerroni L. Dermatology. 5th ed. Elsevier; 2024. (Chapitres : Basic Principles of Dermatology, Clinical Examination).

2. Habif TP. Clinical Dermatology: A Color Guide to Diagnosis and Therapy. 7th ed. Elsevier; 2020.

3. Fitzpatrick's Color Atlas and Synopsis of Clinical Dermatology. 9th ed. McGraw-Hill; 2023.

4. Soutor C. Morphology and Terminology of Skin Lesions. In: Clinical Dermatology: Diagnosis and Management of Common Disorders. McGraw-Hill.

Chapitre 2 — Comment décrire une lésion cutanée ?

Objectifs

À la fin de ce chapitre, vous serez capable de :

- ✓ Identifier les principales lésions élémentaires.
- ✓ Utiliser le vocabulaire dermatologique approprié.
- ✓ Décrire une lésion de manière simple et reproductible.
- ✓ Améliorer la communication avec le dermatologue.

Pourquoi est-ce important ?

En dermatologie, le diagnostic repose avant tout sur l'observation. Décrire correctement une lésion permet de :

- orienter rapidement le diagnostic ;
- suivre son évolution ;
- comparer les lésions au cours du traitement ;
- faciliter les échanges avec les dermatologues.

> 📌 **Conseil pratique :** commencez toujours par décrire ce que vous voyez, sans chercher immédiatement à poser un diagnostic.

Les lésions élémentaires

1. Macule

Définition

Modification de la couleur de la peau sans relief ni infiltration.

Exemples

- Érythème
- Hyperpigmentation
- Vitiligo

> ➔ **À retenir :** une macule est plane.

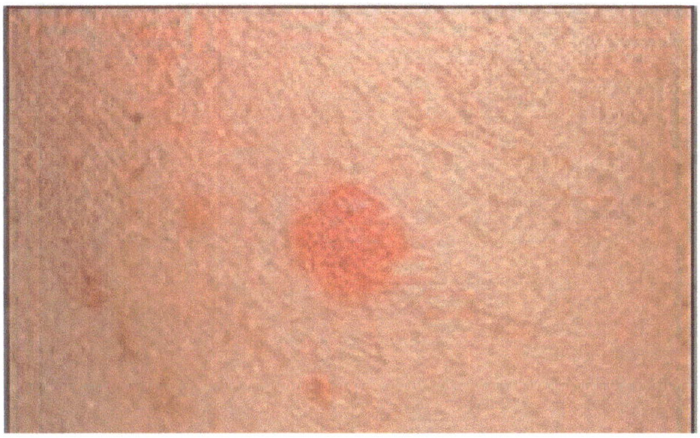

Macule — exemple schématique

⚠️ *Illustration générée par IA — repère pédagogique de morphologie, ne remplace pas une photographie clinique.*

2. Papule

Définition

Petite lésion surélevée, solide, de moins de 1 cm.

Exemples

- Rash papulo-pustuleux des inhibiteurs de l'EGFR
- Lésions lichénoïdes sous immunothérapie

> ➔ **À retenir :** une papule est en relief.

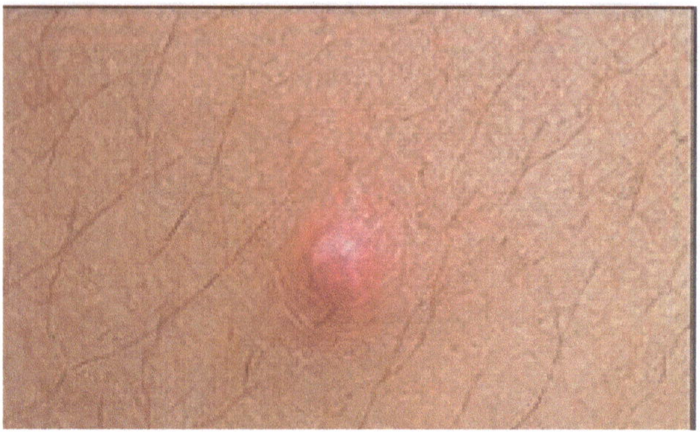

Papule — exemple schématique

⚠️ *Illustration générée par IA — repère pédagogique de morphologie, ne remplace pas une photographie clinique.*

3. Plaque

Définition

Lésion surélevée, de plus de 1 cm, résultant souvent de la confluence de plusieurs papules.

Exemples

- Plaques eczématiformes
- Plaques psoriasiformes
- Plaques lichénoïdes

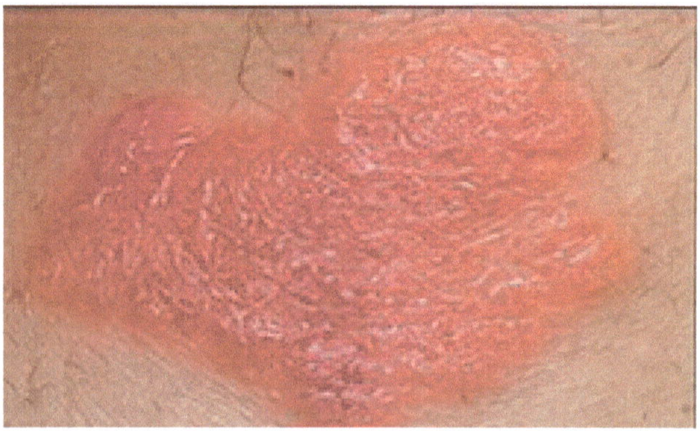

Plaque — exemple schématique

⚠️ *Illustration générée par IA — repère pédagogique de morphologie, ne remplace pas une photographie clinique.*

4. Pustule

Définition

Petite cavité contenant du pus. Chez les patients traités par inhibiteurs de l'EGFR, les pustules sont généralement stériles.

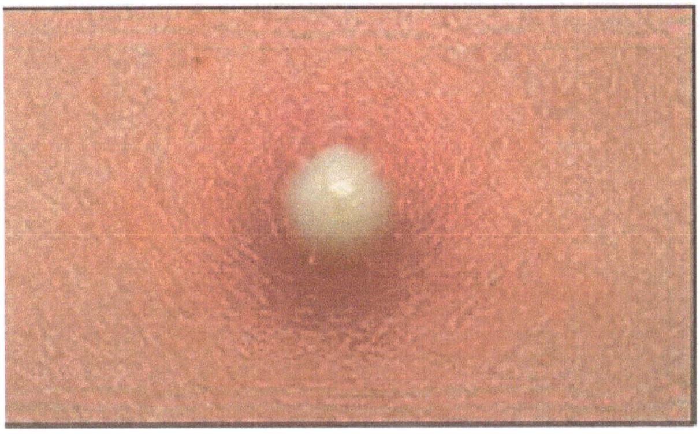

Pustule — exemple schématique

⚠️ *Illustration générée par IA — repère pédagogique de morphologie, ne remplace pas une photographie clinique.*

5. Vésicule

Définition

Petite bulle contenant un liquide clair, de moins de 1 cm.

Exemples

- Eczéma
- Réactions bulleuses précoces

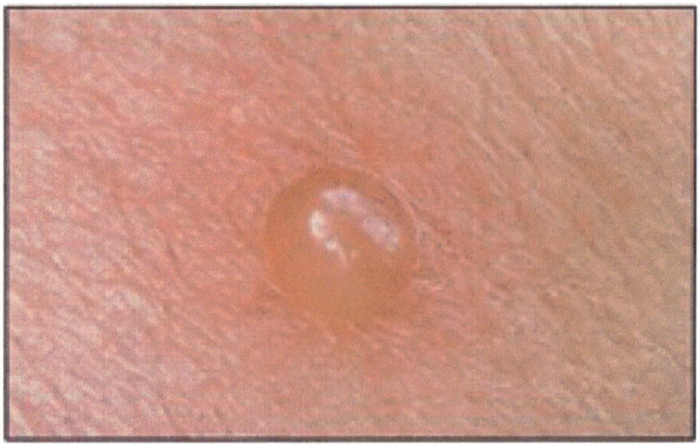

Vésicule

Vésicule — exemple schématique

⚠ Illustration générée par IA — repère pédagogique de morphologie, ne remplace pas une photographie clinique.

6. Bulle

Définition

Décollement cutané contenant un liquide clair, de plus de 1 cm.

Exemples

- Pemphigoïde bulleuse
- Syndrome de Stevens-Johnson
- Nécrolyse épidermique toxique

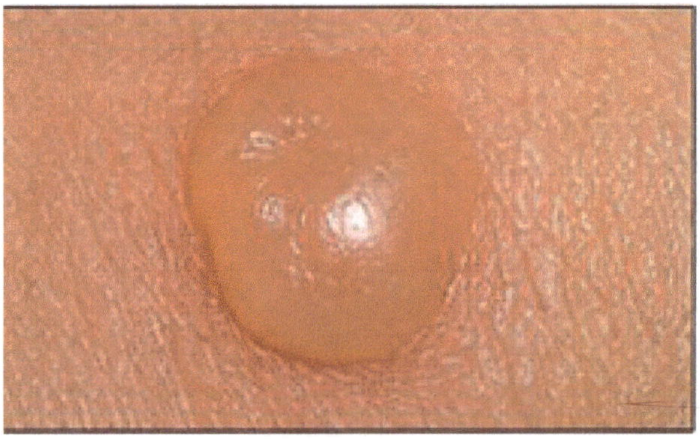

Bulle

Bulle — exemple schématique

⚠ Illustration générée par IA — repère pédagogique de morphologie, ne remplace pas une photographie clinique.

7. Nodule

Définition

Lésion solide, profonde, de plus de 1 cm.

Exemples

- Kératoacanthome
- Métastase cutanée

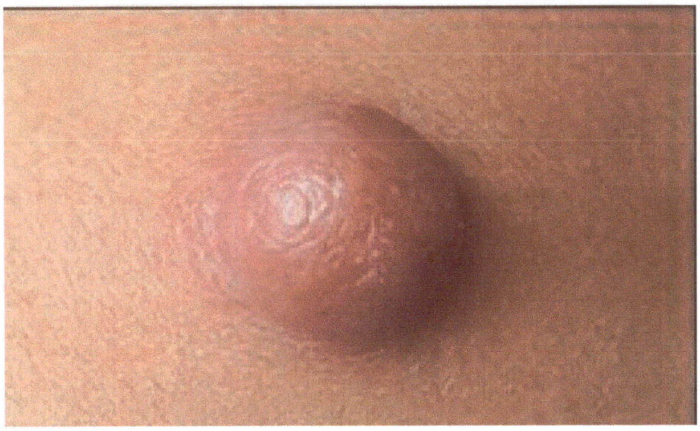

Nodule — exemple schématique

⚠️ Illustration générée par IA — repère pédagogique de morphologie, ne remplace pas une photographie clinique.

8. Squame

Définition

Accumulation de lamelles de kératine à la surface de la peau.

Exemples

- Xérose
- Psoriasis
- Eczéma

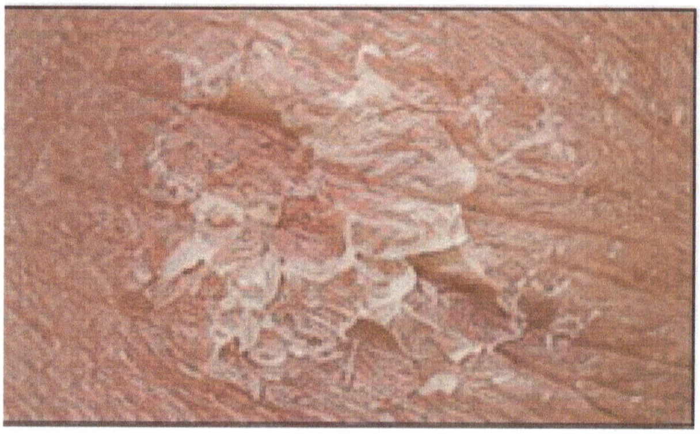

Squame — exemple schématique

⚠️ *Illustration générée par IA — repère pédagogique de morphologie, ne remplace pas une photographie clinique.*

9. Croûte

Définition

Dessèchement de sérum, de sang ou de pus à la surface de la peau.

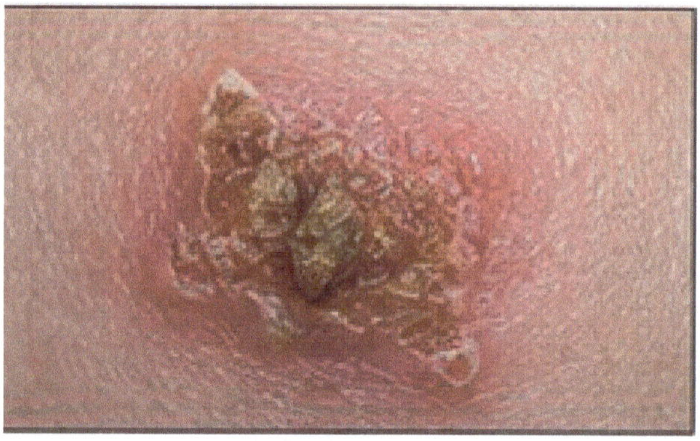

Croûte — exemple schématique

⚠️ *Illustration générée par IA — repère pédagogique de morphologie, ne remplace pas une photographie clinique.*

10. Érosion

Définition

Perte superficielle de l'épiderme. Elle guérit sans cicatrice.

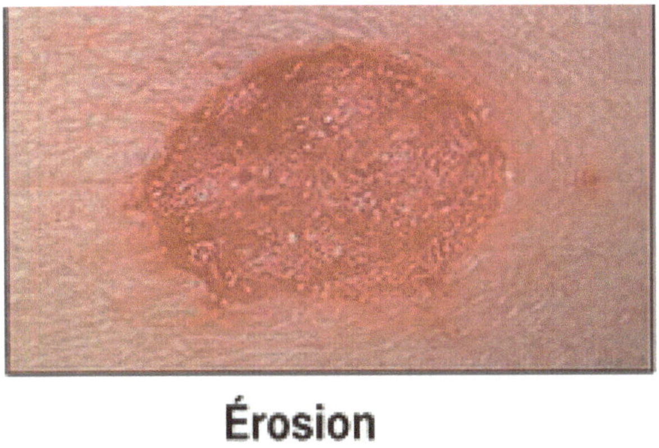

Érosion — exemple schématique

⚠ Illustration générée par IA — repère pédagogique de morphologie, ne remplace pas une photographie clinique.

11. Ulcération

Définition

Perte de substance profonde atteignant le derme. Elle laisse généralement une cicatrice.

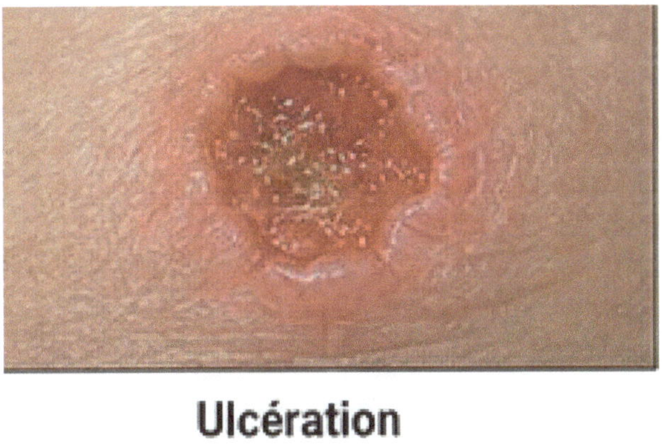

Ulcération — exemple schématique

⚠ Illustration générée par IA — repère pédagogique de morphologie, ne remplace pas une photographie clinique.

12. Fissure

Définition

Fente linéaire douloureuse de la peau. Très fréquente avec :

Exemples

- les inhibiteurs de l'EGFR ;
- la capécitabine ;
- les inhibiteurs du VEGFR.

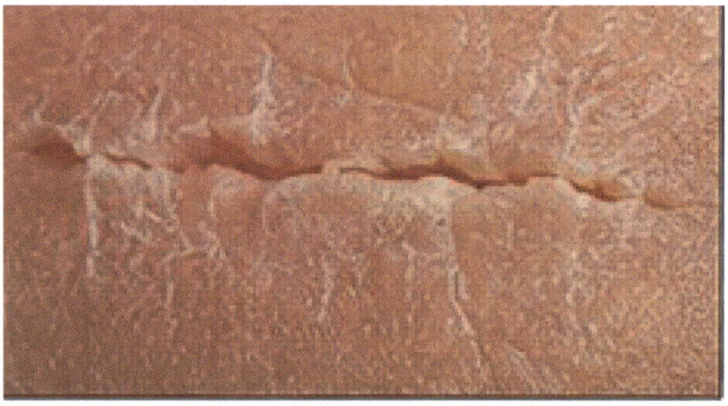

Fissure

Fissure — exemple schématique

⚠️ Illustration générée par IA — repère pédagogique de morphologie, ne remplace pas une photographie clinique.

Tableau récapitulatif

Lésion	Relief	Contenu	Taille
Macule	Non	Aucun	Variable
Papule	Oui	Solide	< 1 cm
Plaque	Oui	Solide	> 1 cm
Pustule	Oui	Pus	< 1 cm
Vésicule	Oui	Liquide clair	< 1 cm
Bulle	Oui	Liquide clair	> 1 cm
Nodule	Oui	Solide profond	> 1 cm

Squame	Surface	Kératine	Variable
Croûte	Surface	Sérum / sang / pus	Variable
Érosion	Dépression	Aucun	Superficielle
Ulcération	Dépression	Aucun	Profonde
Fissure	Linéaire	Aucun	Variable

Cas clinique

Une femme de 58 ans traitée par panitumumab consulte pour une éruption apparue deux semaines après le début du traitement.

À l'examen, on observe de multiples lésions rouges en relief, certaines contenant du pus, prédominant sur le visage et le haut du thorax.

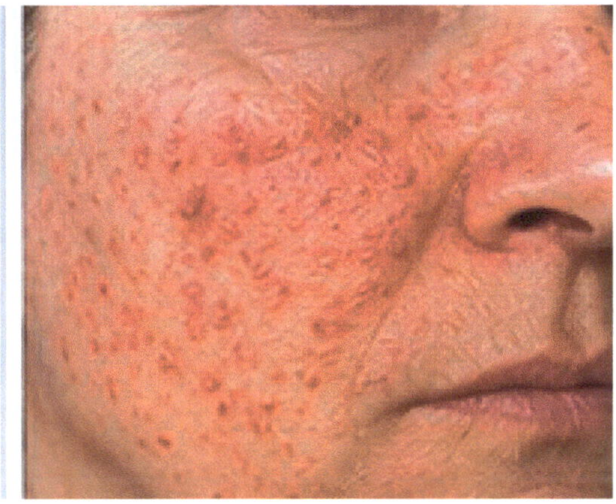

Rash sous panitumumab — exemple schématique

⚠️ *Illustration générée par IA — repère pédagogique de morphologie, ne remplace pas une photographie clinique.*

Questions

- 1. Comment décrivez-vous les lésions élémentaires ?
- 2. Quel terme ne faut-il pas utiliser ?
- 3. Quel traitement est probablement responsable ?

✅ Papules et pustules sur fond érythémateux.

✅ Le terme « acné » est inapproprié, car il n'y a pas de comédons ; il s'agit d'un rash papulo-pustuleux.

✅ Un inhibiteur de l'EGFR (ici, le panitumumab).

Les messages clés

✅ Décrire une lésion est la première étape du diagnostic dermatologique.

✅ Utilisez un vocabulaire descriptif avant d'évoquer un diagnostic.

✅ Distinguez les lésions planes (macules) des lésions en relief (papules, plaques, nodules).

✅ Identifiez le contenu d'une lésion (pus, liquide clair ou tissu solide).

✅ En oncologie, reconnaître les lésions élémentaires permet d'identifier rapidement les principales toxicités cutanées et d'adapter leur prise en charge.

Références clés

1. Bolognia JL, Schaffer JV, Cerroni L. Dermatology. 5th ed. Elsevier; 2021.

2. Kang S, Amagai M, Bruckner AL, et al. Fitzpatrick's Dermatology. 9th ed. McGraw-Hill; 2019.

3. Habif TP. Clinical Dermatology: A Color Guide to Diagnosis and Therapy. 7th ed. Elsevier; 2020.

Chapitre 3 — Comment décrire la distribution des lésions ?

Objectifs

À la fin de ce chapitre, vous serez capable de :

✓ Décrire précisément la localisation des lésions.

✓ Reconnaître les principaux modes de distribution.

✓ Utiliser un vocabulaire dermatologique standardisé.

✓ Identifier les distributions évocatrices de certaines toxicités médicamenteuses.

Introduction

Deux éruptions peuvent être constituées des mêmes lésions mais correspondre à deux maladies totalement différentes. Pourquoi ? Parce que leur distribution est différente.

Une papule sur le visage n'a pas la même signification qu'une papule sur les paumes ou les plantes.

En dermatologie, la question n'est pas seulement « Que voyez-vous ? » mais aussi « Où se trouvent les lésions ? »

1. La localisation anatomique

Commencez toujours par nommer précisément les régions atteintes.

La tête

Distinguez : cuir chevelu, front, nez, joues, menton, paupières, oreilles, cou.

> **Pourquoi est-ce important ?** Le rash des inhibiteurs de l'EGFR prédomine souvent sur les zones riches en follicules pileux, notamment le visage et le cuir chevelu.

Le tronc

Précisez : thorax, dos, abdomen, régions sous-mammaires, flancs. Certaines toxicités commencent sur le thorax avant de s'étendre.

Les membres

Décrivez : bras, avant-bras, mains, cuisses, jambes, pieds. Ne dites pas simplement « membres ».

Les zones particulières

Toujours préciser si les lésions atteignent :

- Les paumes
- Les plantes
- Les muqueuses
- Les organes génitaux
- Les ongles
- Les cheveux

Cette information peut modifier le diagnostic et la prise en charge.

2. Localisée ou généralisée ?

Localisée : les lésions sont limitées à une région anatomique. Exemple : papules limitées au visage.

Généralisée : les lésions intéressent plusieurs régions du corps. Une éruption généralisée est souvent plus sévère qu'une éruption localisée.

3. Symétrique ou asymétrique ?

Une distribution symétrique touche les deux côtés du corps de façon comparable (les deux bras, les deux jambes, les deux joues).

Une distribution asymétrique prédomine d'un seul côté. Cette distinction peut orienter le diagnostic.

4. Les distributions caractéristiques

A. Distribution folliculaire

Les lésions sont centrées sur les follicules pileux. Chaque papule semble naître à l'endroit où pousse un poil.

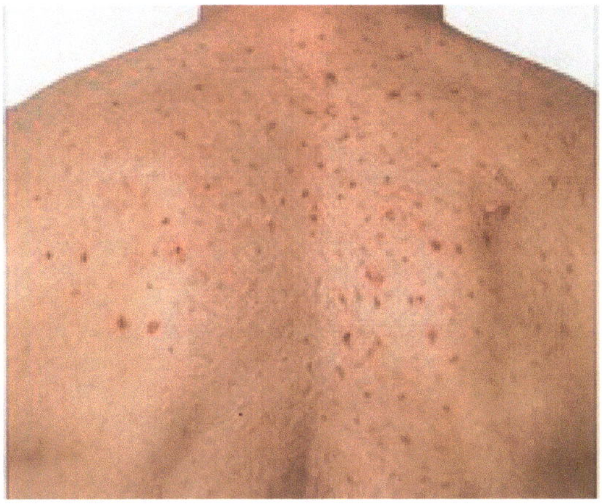

Distribution folliculaire — exemple schématique

⚠ *Illustration générée par IA — repère pédagogique de morphologie, ne remplace pas une photographie clinique.*

B. Distribution photo-exposée

Les lésions touchent les zones exposées au soleil : visage, cou, décolleté, avant-bras, dos des mains.

Exemple : photosensibilisation induite par certaines chimiothérapies ou thérapies ciblées.

C. Distribution palmoplantaire

Les lésions sont limitées aux paumes et aux plantes.

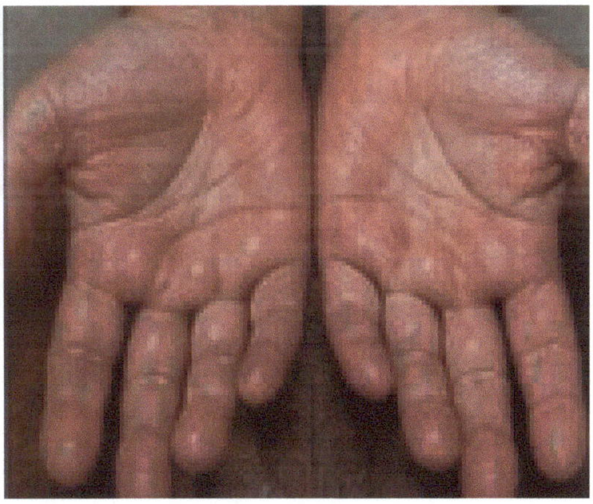

Syndrome main-pied — exemple schématique

⚠ *Illustration générée par IA — repère pédagogique de morphologie, ne remplace pas une photographie clinique.*

D. Distribution en zones de flexion

Les lésions prédominent dans les aisselles, plis des coudes, plis des genoux, plis inguinaux, sous les seins.

E. Distribution des surfaces d'extension

Les lésions siègent surtout sur les coudes, les genoux, parfois le dos.

F. Distribution dermatomérique

Les lésions suivent le trajet d'un dermatome. Exemple : zona.

5. L'extension

Décrivez toujours : stable, en progression, ou régressive.

La comparaison avec l'examen précédent est essentielle chez les patients sous traitement anticancéreux.

Exemple pratique

Décrivez cette éruption. Une bonne description pourrait être :

> Multiples papules et pustules folliculaires érythémateuses, distribuées de façon symétrique sur le visage, le cuir chevelu et le thorax supérieur, avec respect des paumes, des plantes et des muqueuses.

Les erreurs fréquentes

❌ « Éruption diffuse. » → *trop imprécis.*

❌ « Atteinte des membres. » → *quels membres ? Bras ? Avant-bras ? Mains ? Jambes ?*

❌ Oublier de préciser les muqueuses, les paumes, les plantes ou les ongles.

Ces informations peuvent orienter le diagnostic et modifier la prise en charge.

Cas clinique

Un patient traité par capécitabine consulte pour une douleur des mains et des pieds.

À l'examen, vous observez un érythème bien limité des paumes et des plantes avec une sensibilité importante à la pression.

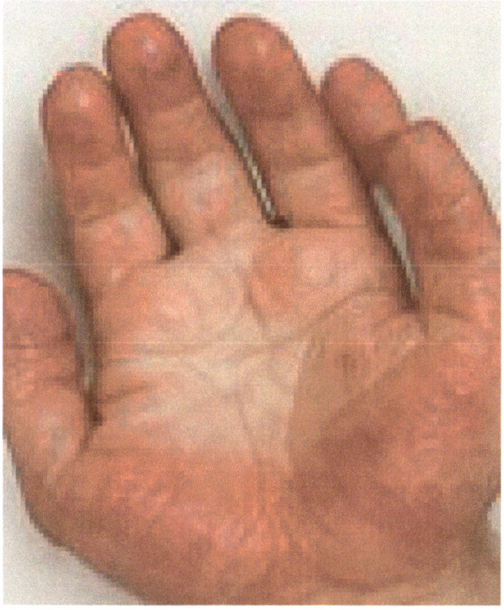

Érythème palmoplantaire — exemple schématique

⚠️ *Illustration générée par IA — repère pédagogique de morphologie, ne remplace pas une photographie clinique.*

Comment décririez-vous la distribution ?

- A. Généralisée
- B. Folliculaire
- C. Palmoplantaire
- D. Dermatomérique

✅ **Réponse : C — Palmoplantaire**

Les 5 messages à retenir

✅ La distribution des lésions est aussi importante que leur morphologie.

✅ Décrivez toujours précisément la localisation anatomique.

✅ Précisez si l'éruption est localisée, généralisée, symétrique ou asymétrique.

✅ Recherchez les distributions caractéristiques : folliculaire, photo-exposée, palmoplantaire, des plis ou dermatomérique.

✅ N'oubliez jamais de mentionner l'atteinte des muqueuses, des ongles, des cheveux, des paumes et des plantes.

Progression pédagogique de la Partie I

Avec ces trois chapitres, le lecteur maîtrise désormais la démarche fondamentale du dermatologue :

→ 1. Regarder la peau.

→ 2. Décrire les lésions.

→ 3. Décrire leur distribution.

Il sera alors prêt à aborder le chapitre suivant, consacré à une étape décisive pour l'oncologue : évaluer la gravité d'une toxicité cutanée et reconnaître les situations d'urgence.

Références

1. Bolognia JL, Schaffer JV, Cerroni L. Dermatology. 5th ed. Elsevier; 2024. (Chapitres consacrés à la morphologie, à la distribution des lésions et au diagnostic dermatologique).

2. Habif TP. Clinical Dermatology: A Color Guide to Diagnosis and Therapy. 7th ed. Elsevier; 2020.

3. Soutor C. Morphology and Terminology of Skin Lesions. In: Clinical Dermatology: Diagnosis and Management of Common Disorders. McGraw-Hill. (Section Arrangement and Distribution).

4. Fitzpatrick's Color Atlas and Synopsis of Clinical Dermatology. 9th ed. McGraw-Hill; 2023.

PARTIE II

Les toxicités cutanées des traitements anticancéreux

Chapitre 1 — Les inhibiteurs de l'EGFR : le rash papulo-pustuleux

Objectifs

À la fin de ce chapitre, vous serez capable de :

- ✓ Reconnaître le rash typique des inhibiteurs de l'EGFR.
- ✓ Le décrire avec le vocabulaire dermatologique.
- ✓ Le distinguer d'une acné.
- ✓ Évaluer sa gravité (CTCAE).
- ✓ Mettre en place une prise en charge adaptée.
- ✓ Décider si le traitement anticancéreux peut être poursuivi.

Cas clinique

Vous recevez en consultation un homme de 64 ans traité par cetuximab pour un cancer colorectal métastatique.

Douze jours après la première perfusion, il vous dit :

> *« Depuis quelques jours, j'ai des boutons sur le visage. Ils me démangent et je n'ose plus sortir. »*

Avant même qu'il ne s'assoie, vous observez une éruption touchant le visage et le cuir chevelu.

Question : Que voyez-vous ?

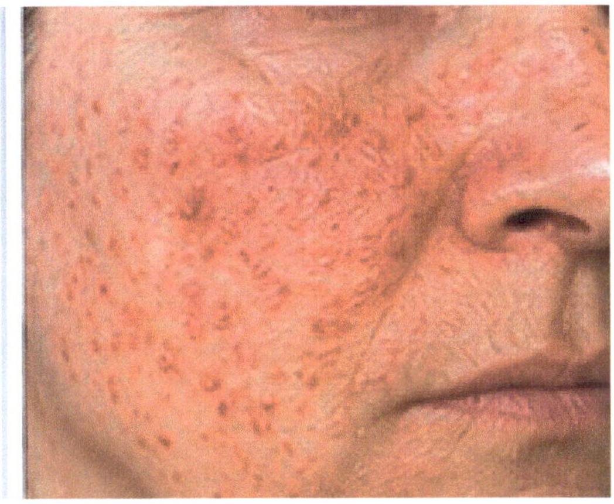

Rash papulo-pustuleux — exemple schématique

⚠️ *Illustration générée par IA — repère pédagogique de morphologie, ne remplace pas une photographie clinique.*

Étape 1 — Décrivez avant de diagnostiquer

En appliquant la méthode de la Partie I :

- Quelles sont les lésions élémentaires ?
- Où sont-elles localisées ?
- Quelle est leur distribution ?
- Existe-t-il des signes de gravité ?

Description

Multiples papules et pustules érythémateuses, monomorphes, centrées sur les follicules pileux, localisées au visage, au cuir chevelu et au thorax supérieur, sur fond d'érythème diffus, sans atteinte des muqueuses.

Avant de poursuivre la lecture, essayez d'écrire votre propre description.

Qu'est-ce qu'un rash papulo-pustuleux ?

Le terme « rash » est largement utilisé en oncologie, mais il est imprécis. Le terme dermatologique correct est :

Éruption papulo-pustuleuse folliculaire induite par un inhibiteur de l'EGFR

Elle associe :

- des papules inflammatoires ;
- des pustules stériles ;
- un érythème diffus ;
- une distribution folliculaire.

À retenir : malgré son aspect, ce n'est pas une acné.

Pourquoi apparaît-il ?

L'EGFR est exprimé dans : les kératinocytes, les follicules pileux, les glandes sébacées.

Son inhibition entraîne :

- une diminution du renouvellement épidermique ;
- une altération de la barrière cutanée ;
- une inflammation du follicule pileux.

Cette inflammation explique l'apparition des papules et des pustules.

Quels médicaments sont responsables ?

- Cetuximab
- Panitumumab
- Erlotinib
- Gefitinib
- Afatinib
- Osimertinib
- Dacomitinib

Quand apparaît-il ?

Délai après le début du traitement	Manifestation
1re semaine	Érythème discret, sensation de chaleur ou de brûlure
2e semaine	Apparition des papules et des pustules

3-4 semaines	Intensité maximale
Après 4 semaines	Stabilisation ou amélioration sous traitement adapté

Où apparaît-il ?

Les lésions siègent principalement sur les zones riches en follicules pileux :

- Visage ⭐⭐⭐
- Cuir chevelu ⭐⭐⭐
- Thorax supérieur ⭐⭐
- Haut du dos ⭐⭐

Les paumes, les plantes et les muqueuses sont habituellement respectées.

Le piège : ce n'est pas une acné

Rash des anti-EGFR	Acné vulgaire
Débute après le traitement	Débute souvent à l'adolescence
Absence de comédons	Présence de comédons
Pustules stériles	Pustules parfois surinfectées
Distribution folliculaire	Distribution séborrhéique variable
Lié au traitement	Maladie inflammatoire chronique

> **L'absence de comédons est l'argument clinique le plus utile pour différencier un rash anti-EGFR d'une acné.**

Évaluer la gravité

La gravité ne dépend pas uniquement du nombre de lésions. Évaluez :

- la surface corporelle atteinte ;
- le prurit ;
- la douleur ;
- le retentissement sur la qualité de vie ;

- la présence d'une surinfection.

En pratique

→ Grade 1 : lésions limitées, peu symptomatiques.

→ Grade 2 : lésions plus étendues avec prurit ou douleur modérés.

→ Grade 3 : éruption étendue, symptômes importants ou surinfection.

→ Grade 4 : exceptionnel, complications sévères nécessitant une hospitalisation.

Conduite à tenir

Grade 1

- Émollient quotidien.
- Photoprotection.
- Dermocorticoïde local si besoin.
- Poursuite de l'anti-EGFR.

Grade 2

- Mesures précédentes.
- Doxycycline orale (ou alternative selon les recommandations locales).
- Réévaluation après 1 à 2 semaines.
- Poursuite du traitement dans la majorité des cas.

Grade 3

- Avis dermatologique.
- Traitement systémique adapté.
- Discussion d'une interruption temporaire de l'anti-EGFR.

Grade 4

- Hospitalisation.
- Arrêt du traitement.
- Prise en charge multidisciplinaire.

Les erreurs à éviter

❌ Diagnostiquer une acné.
❌ Prescrire uniquement un traitement anti-acnéique cosmétique.
❌ Arrêter systématiquement l'anti-EGFR devant un rash léger.
❌ Négliger les mesures préventives (hydratation et photoprotection).
❌ Oublier l'impact psychologique des lésions du visage.

Cas clinique

Le patient présente des papules et des pustules du visage et du thorax supérieur, avec un prurit modéré. Les lésions couvrent environ 15 % de la surface corporelle. Il poursuit ses activités quotidiennes.

Questions

- 1. Quelle est la lésion élémentaire dominante ?
- 2. Quel est le diagnostic le plus probable ?
- 3. Quel est le médicament responsable ?
- 4. Quel est le grade CTCAE ?
- 5. Poursuivez-vous le cetuximab ?
- 6. Quel traitement prescrivez-vous ?

✅ Papules et pustules folliculaires.
✅ Rash papulo-pustuleux induit par un inhibiteur de l'EGFR.
✅ Cetuximab.
✅ Grade 2.
✅ Oui, en l'absence de critères de gravité.
✅ Émollient, photoprotection, dermocorticoïde local adapté si indiqué et doxycycline orale selon les recommandations.

Les 5 messages à retenir

✅ Le rash des inhibiteurs de l'EGFR est une éruption papulo-pustuleuse folliculaire, et non une acné.

✅ L'absence de comédons est un signe diagnostique majeur.

✅ Le visage, le cuir chevelu et le haut du tronc sont les localisations les plus fréquentes.

✅ La majorité des rashs de grade 1 ou 2 peuvent être traités sans interrompre le traitement anticancéreux.

✅ Une prise en charge précoce améliore le confort du patient, favorise l'observance et limite les interruptions de traitement.

Références

1. Lacouture ME, Anadkat MJ, Bensadoun RJ, et al. Clinical practice guidelines for the prevention and treatment of EGFR inhibitor-associated dermatologic toxicities. Support Care Cancer. 2011;19:1079-1095.

2. Lacouture ME, Sibaud V, Gerber PA, et al. Prevention and management of dermatological toxicities related to anticancer agents: ESMO Clinical Practice Guidelines. Ann Oncol. 2021;32:157-170.

3. Lacouture ME. Dermatologic Principles and Practice in Oncology. Wiley-Blackwell; 2013.

4. Bolognia JL, Schaffer JV, Cerroni L. Dermatology. 5th ed. Elsevier; 2024.

5. Segaert S, Van Cutsem E. Clinical signs, pathophysiology and management of skin toxicity during EGFR inhibitor therapy. Ann Oncol. 2005;16:1425-1433.

Chapitre 2 — Les toxicités cutanées de l'immunothérapie

Objectifs

À la fin de ce chapitre, vous serez capable de :

- ✓ Identifier les principales toxicités cutanées des inhibiteurs de PD-1, PD-L1 et CTLA-4.
- ✓ Reconnaître les formes bénignes et les formes graves.
- ✓ Évaluer leur gravité selon le CTCAE.
- ✓ Initier une prise en charge adaptée.
- ✓ Décider de la poursuite ou de l'interruption de l'immunothérapie.

Cas clinique

Une femme de 58 ans est traitée par pembrolizumab pour un mélanome métastatique.

Après trois cures, elle consulte pour une éruption prurigineuse apparue progressivement sur le tronc et les membres. Elle n'a ni fièvre, ni atteinte buccale.

Question : Que voyez-vous ?

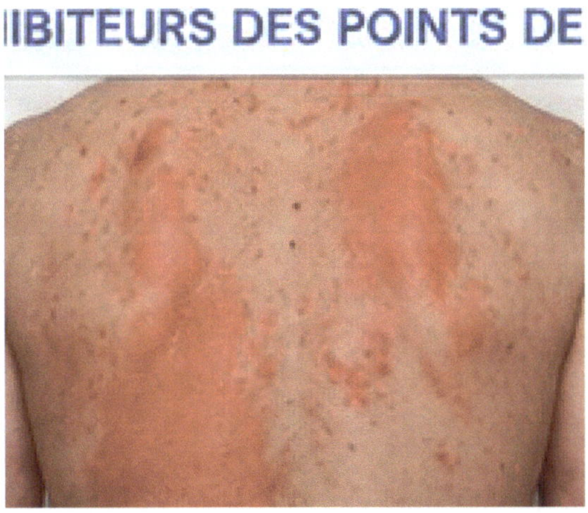

Rash maculo-papuleux diffus — exemple schématique

⚠ *Illustration générée par IA — repère pédagogique de morphologie, ne remplace pas une photographie clinique.*

Pourquoi l'immunothérapie provoque-t-elle des lésions cutanées ?

Contrairement aux chimiothérapies ou aux thérapies ciblées, les inhibiteurs de PD-1, PD-L1 et CTLA-4 ne sont pas directement toxiques pour la peau.

Ils stimulent le système immunitaire, levant les mécanismes de tolérance qui limitent normalement les réponses immunitaires.

Cette activation peut conduire les lymphocytes T à attaquer la peau, les follicules pileux, les mélanocytes ou la jonction dermo-épidermique.

Les toxicités cutanées sont donc des effets indésirables immunomédiés (immune-related adverse events, irAEs).

Médicaments responsables

- Pembrolizumab
- Nivolumab
- Cemiplimab
- Dostarlimab
- Atezolizumab
- Durvalumab
- Avelumab
- Ipilimumab
- Associations PD-1 + CTLA-4

Quand apparaissent-elles ?

Toxicité	Délai habituel
Rash maculo-papuleux	2 à 6 semaines
Prurit	Dès les premières semaines
Réaction lichénoïde	2 à 6 mois
Vitiligo	Plusieurs mois
Pemphigoïde bulleuse	Plusieurs mois, parfois > 1 an

Les principales toxicités cutanées

1. Rash maculo-papuleux

Description :

- Macules et papules érythémateuses.
- Distribution symétrique.
- Tronc et membres.
- Prurit fréquent.

C'est la toxicité cutanée la plus fréquente.

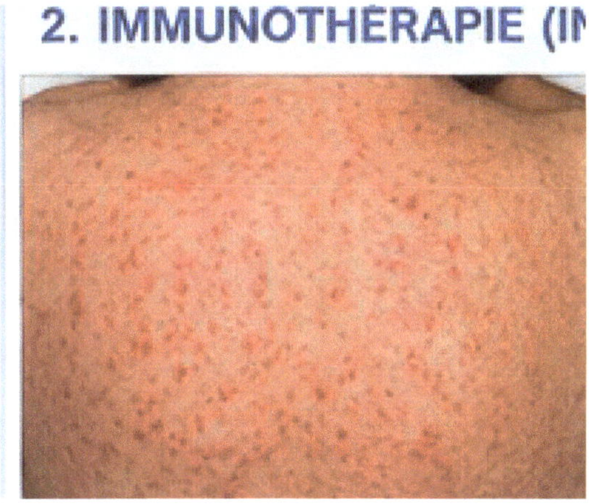

Rash maculo-papuleux — exemple schématique

⚠️ *Illustration générée par IA — repère pédagogique de morphologie, ne remplace pas une photographie clinique.*

2. Prurit isolé

Le patient se gratte. La peau peut être normale. Le prurit peut précéder toute lésion visible.

> 📌 **Toujours examiner soigneusement la peau avant de conclure à un prurit isolé.**

3. Réaction lichénoïde

Description :

- Papules violacées.
- Surface plane.
- Squames fines.
- Prurit marqué.

Peut toucher également la muqueuse buccale.

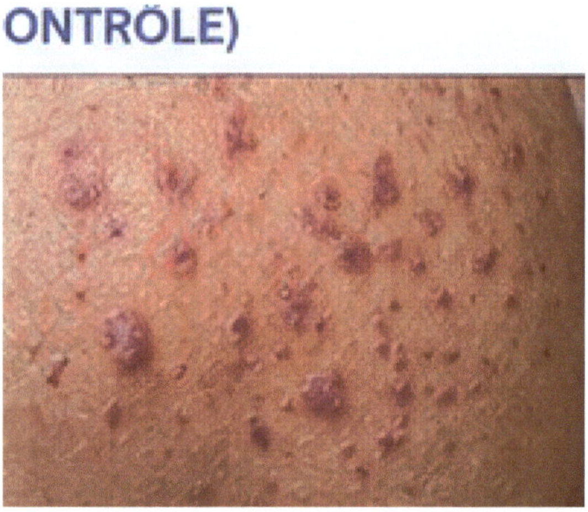

Réaction lichénoïde — exemple schématique

⚠️ *Illustration générée par IA — repère pédagogique de morphologie, ne remplace pas une photographie clinique.*

4. Vitiligo

Description :

- Macules dépigmentées.
- Bien limitées.
- Asymptomatiques.

Observé surtout chez les patients traités pour un mélanome.

Le vitiligo est souvent associé à une meilleure réponse antitumorale, sans être un marqueur absolu.

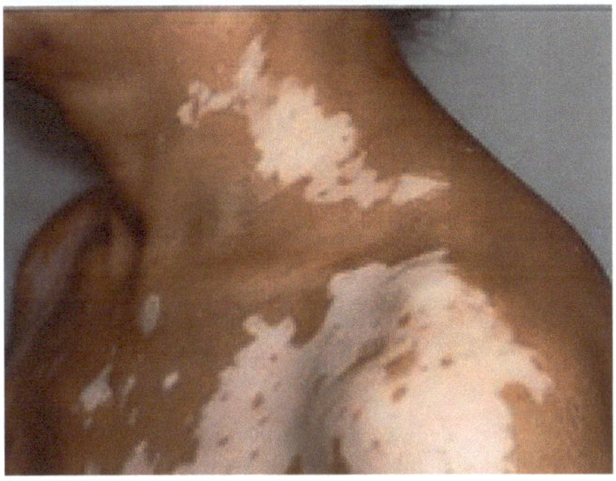

Vitiligo — exemple schématique

⚠️ *Illustration générée par IA — repère pédagogique de morphologie, ne remplace pas une photographie clinique.*

5. Pemphigoïde bulleuse

Description :

- Bulles tendues.
- Prurit intense.
- Érosions après rupture des bulles.

> ⚠️ **Attention :** toute apparition de bulles impose un avis dermatologique rapide.

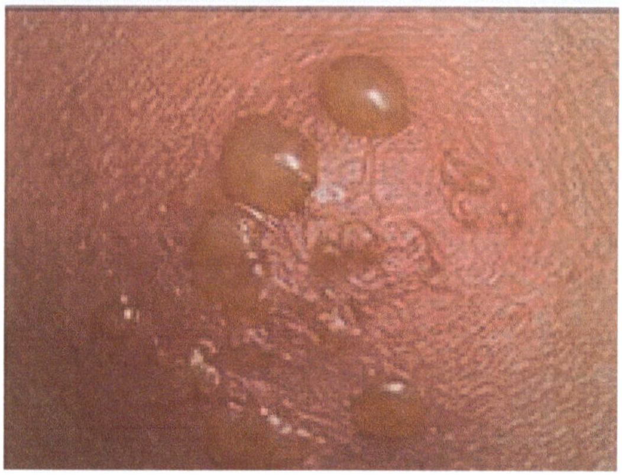

Pemphigoïde bulleuse — exemple schématique

⚠ *Illustration générée par IA — repère pédagogique de morphologie, ne remplace pas une photographie clinique.*

Quand faut-il s'inquiéter ?

Les signes d'alerte sont :

- Bulles.
- Atteinte des muqueuses.
- Décollement cutané.
- Fièvre.
- Douleur importante.
- Extension rapide.

Ces situations doivent faire évoquer une toxicité sévère comme un syndrome de Stevens-Johnson, une nécrolyse épidermique toxique ou une pemphigoïde bulleuse.

Évaluation CTCAE

Grade 1

- Surface corporelle < 10 %.
- Peu symptomatique.

→ Poursuite de l'immunothérapie.

Grade 2

- Surface corporelle 10–30 %.
- Prurit modéré.
- Retentissement limité.

→ Traitement dermatologique, discussion au cas par cas de la poursuite du traitement.

Grade 3

- 30 % de la surface corporelle.
- Prurit intense.
- Retentissement important.

→ Suspension de l'immunothérapie et corticothérapie systémique selon la présentation clinique.

Grade 4

- Réaction mettant en jeu le pronostic vital.

→ Hospitalisation urgente et arrêt de l'immunothérapie.

Prise en charge

Formes légères

- Émollients.
- Dermocorticoïdes.
- Antihistaminiques si prurit.
- Poursuite du traitement.

Formes modérées

- Dermocorticoïdes plus puissants.
- Corticothérapie orale si nécessaire.

- Avis dermatologique.

Formes sévères

- Hospitalisation.
- Corticothérapie systémique.
- Prise en charge multidisciplinaire.
- Reprise de l'immunothérapie après discussion collégiale selon la toxicité, sa sévérité et son évolution.

Les erreurs à éviter

❌ Considérer tout prurit comme bénin.
❌ Oublier d'examiner les muqueuses.
❌ Ignorer l'apparition de bulles.
❌ Arrêter définitivement l'immunothérapie sans discussion multidisciplinaire.
❌ Sous-estimer l'impact du prurit chronique sur la qualité de vie.

Cas clinique

Une patiente sous nivolumab présente des papules érythémateuses diffuses sur le tronc, couvrant environ 12 % de la surface corporelle, avec un prurit modéré. Il n'y a ni bulles, ni atteinte des muqueuses.

Questions

- 1. Quelle est la lésion élémentaire dominante ?
- 2. Quel est le diagnostic le plus probable ?
- 3. Quel est le grade CTCAE ?
- 4. Poursuivez-vous le nivolumab ?
- 5. Quel traitement proposez-vous ?

✅ Macules et papules érythémateuses.

✅ Rash maculo-papuleux immunomédié.

✅ Grade 2.

✅ Oui, dans la plupart des cas, avec une surveillance rapprochée et un traitement symptomatique adapté.

✅ Émollients, dermocorticoïdes topiques et traitement du prurit ; réévaluation clinique précoce.

Les 5 messages à retenir

✅ Les toxicités cutanées sont les effets indésirables immunomédiés les plus fréquents de l'immunothérapie.

✅ Le rash maculo-papuleux et le prurit sont les présentations les plus courantes.

✅ Les bulles, les atteintes des muqueuses et le décollement cutané sont des signes de gravité.

✅ La plupart des toxicités de grade 1 et 2 peuvent être prises en charge sans arrêt définitif de l'immunothérapie.

✅ Une collaboration précoce entre oncologue et dermatologue améliore la prise en charge et permet souvent de maintenir le traitement anticancéreux.

Références

1. Lacouture ME, Sibaud V, Gerber PA, et al. Prevention and management of dermatological toxicities related to anticancer agents: ESMO Clinical Practice Guidelines. Ann Oncol. 2021;32:157-170.

2. Schneider BJ, Naidoo J, Santomasso BD, et al. Management of immune-related adverse events in patients treated with immune checkpoint inhibitor therapy: ASCO Guideline update. J Clin Oncol. 2021.

3. Haanen JBAG, Carbonnel F, Robert C, et al. Management of toxicities from immunotherapy: ESMO Clinical Practice Guidelines. Ann Oncol.

4. Puzanov I, Diab A, Abdallah K, et al. Society for Immunotherapy of Cancer (SITC) Clinical Practice Guideline on immune-related adverse events.

5. Bolognia JL, Schaffer JV, Cerroni L. Dermatology. 5th ed. Elsevier; 2024.

Chapitre 3 — Les inhibiteurs de BRAF et de MEK

⏳ **Chapitre en attente de rédaction.**

Vous ne m'avez pas encore envoyé le contenu de ce chapitre. Dès réception, il sera inséré ici, entre le Chapitre 2 (immunothérapie) et le Chapitre 4 (VEGF / HFSR), selon la même mise en forme.

Références (déjà fournies, en attente du contenu du chapitre)

1. Lacouture ME, Sibaud V, Gerber PA, et al. Prevention and management of dermatological toxicities related to anticancer agents: ESMO Clinical Practice Guidelines. Ann Oncol. 2021;32:157-170.

2. Sibaud V. Dermatologic reactions to BRAF and MEK inhibitors. Am J Clin Dermatol.

3. Welsh SJ, Corrie PG. Management of BRAF and MEK inhibitor toxicities. Ther Adv Med Oncol.

4. Bolognia JL, Schaffer JV, Cerroni L. Dermatology. 5th ed. Elsevier; 2024.

5. Lacouture ME. Dermatologic Principles and Practice in Oncology. Wiley-Blackwell; 2013.

Chapitre 4 — Les inhibiteurs du VEGF et multikinases : le syndrome main-pied (HFSR)

Objectifs

À la fin de ce chapitre, vous serez capable de :

- ✓ Reconnaître un syndrome main-pied induit par les inhibiteurs du VEGF.
- ✓ Le distinguer du syndrome main-pied de la chimiothérapie.
- ✓ Évaluer sa gravité.
- ✓ Prévenir son apparition.
- ✓ Adapter le traitement sans compromettre l'efficacité oncologique.

Cas clinique

Un homme de 68 ans est traité par sorafenib pour un carcinome hépatocellulaire.

Trois semaines après le début du traitement, il consulte pour une douleur des pieds qui l'empêche de marcher normalement.

Il décrit également une gêne importante au niveau des paumes lorsqu'il serre des objets.

Question : Que voyez-vous ?

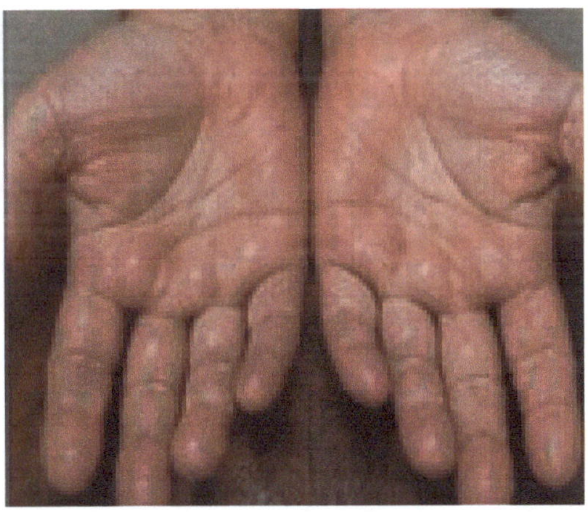

HFSR — érythème palmaire, exemple schématique

⚠ Illustration générée par IA — repère pédagogique de morphologie, ne remplace pas une photographie clinique.

Décrivez les lésions

En appliquant la méthode apprise dans la Partie I :

> Plaques érythémateuses hyperkératosiques, bien limitées, douloureuses, localisées sur les zones d'appui des paumes et des plantes, parfois accompagnées de fissures.

Les mots importants sont :

- Plaques
- Hyperkératosiques
- Palmoplantaires
- Douloureuses
- Zones de pression

Pourquoi apparaît-il ?

Les inhibiteurs du VEGFR perturbent la réparation des microtraumatismes cutanés.

Les zones soumises à des contraintes mécaniques répétées (marche, préhension) deviennent inflammatoires, puis développent une hyperkératose douloureuse.

Contrairement au syndrome main-pied de la chimiothérapie, les lésions sont localisées sur les points de pression, et non diffuses.

Médicaments responsables

- Sorafenib
- Sunitinib
- Regorafenib
- Cabozantinib
- Axitinib
- Lenvatinib
- Pazopanib

Quand apparaît-il ?

Temps après le début du traitement	Manifestation
2 à 4 semaines	Érythème et dysesthésies
4 à 6 semaines	Hyperkératose douloureuse
Après 6 semaines	Fissures et limitation fonctionnelle si absence de traitement

Où apparaît-il ?

Mains

- Éminence thénar
- Éminence hypothénar
- Pulpe des doigts
- Zones de préhension

Pieds

- Talons
- Têtes métatarsiennes
- Gros orteil
- Bords latéraux

> Le point commun est simple : les lésions apparaissent sur les zones soumises à la pression et aux frottements.

Syndrome main-pied : thérapies ciblées ou chimiothérapie ?

Thérapies ciblées (HFSR)	Chimiothérapie (PPE)
Zones de pression	Atteinte diffuse des paumes et plantes
Hyperkératose fréquente	Hyperkératose rare
Lésions focales	Érythème diffus
Douleur mécanique	Brûlures diffuses
Apparition précoce	Variable selon le traitement

Cette distinction est essentielle, car elle oriente le diagnostic et la prise en charge.

CTCAE simplifié

Grade 1

- Érythème discret.
- Peu ou pas de douleur.
- Pas de limitation fonctionnelle.

→ Poursuite du traitement.

Grade 2

- Hyperkératose.
- Douleur modérée.
- Difficulté pour marcher ou utiliser les mains.

→ Traitement local intensifié ± réduction de dose selon le contexte.

Grade 3

- Douleur sévère.
- Fissures profondes.
- Limitation importante des activités quotidiennes.

→ Interruption temporaire et adaptation du traitement.

Prévention

La prévention commence avant la première prise.

Informer le patient

Expliquez que les premières semaines sont les plus à risque.

Examiner les pieds

Rechercher :

- callosités ;
- cors ;
- fissures ;
- chaussures inadaptées.

Conseils pratiques

- Hydrater quotidiennement avec une crème riche en urée.
- Éliminer les callosités avant le traitement.
- Porter des chaussures confortables.
- Éviter les activités provoquant des frottements prolongés.
- Utiliser des gants pour les travaux manuels.

Traitement

Grade 1

- Émollients.
- Crèmes à base d'urée (10–20 %).
- Diminution des frottements.

Grade 2

- Urée 20–40 % selon l'hyperkératose.
- Pansements protecteurs.
- Antalgiques.
- Soins de pédicurie-podologie si nécessaire.

Grade 3

- Interruption temporaire du traitement.
- Traitement local intensif.
- Réduction de dose après amélioration.
- Reprise après discussion multidisciplinaire.

Les erreurs à éviter

❌ Confondre le HFSR avec un eczéma.

❌ Attendre que les fissures apparaissent avant de traiter.

❌ Négliger les soins podologiques.

❌ Oublier les mesures préventives.

❌ Arrêter définitivement le traitement dès un grade 2 sans avoir optimisé la prise en charge.

Cas clinique

Une femme traitée par cabozantinib présente des plaques hyperkératosiques douloureuses sous les têtes métatarsiennes et au niveau des éminences thénar et hypothénar.

Elle marche difficilement mais ne présente ni bulles ni ulcérations.

Questions

- 1. Quelle est la localisation caractéristique des lésions ?
- 2. Quel est le diagnostic ?
- 3. Quel est le grade CTCAE ?
- 4. Quelles mesures thérapeutiques proposez-vous ?
- 5. Le traitement anticancéreux doit-il être interrompu immédiatement ?

✅ Les zones de pression des paumes et des plantes.

✅ Syndrome main-pied induit par un inhibiteur multikinase (HFSR).

✅ Grade 2.

✅ Crème à l'urée, protection des points d'appui, antalgiques, soins podologiques et réévaluation rapide.

✅ Pas systématiquement. Une réduction de dose ou une interruption temporaire est discutée en fonction de la sévérité, de l'impact fonctionnel et de la réponse aux mesures locales.

Algorithme pratique

Douleur des mains ou des pieds sous inhibiteur du VEGF

↓ Érythème localisé sur les zones de pression ? → Oui

↓ Hyperkératose ? → Oui

↓ ➡️ **Syndrome main-pied (HFSR)**

↓ Prévention des frottements • Urée • Antalgiques • Soins podologiques • Adapter la dose si nécessaire

Les 5 messages à retenir

✅ Le syndrome main-pied des inhibiteurs du VEGF touche préférentiellement les zones de pression des paumes et des plantes.

✅ Il est différent du syndrome main-pied observé avec certaines chimiothérapies.

✅ La douleur est souvent le premier symptôme et précède les lésions visibles.

✅ La prévention (hydratation, soins podologiques, réduction des frottements) est essentielle.

✅ Une prise en charge précoce permet souvent de maintenir le traitement anticancéreux et d'éviter une interruption ou une réduction de dose.

Références

1. Lacouture ME, Sibaud V, Gerber PA, et al. Prevention and management of dermatological toxicities related to anticancer agents: ESMO Clinical Practice Guidelines. Ann Oncol. 2021;32:157-170.

2. Robert C, Sibaud V, Mateus C, et al. Nail toxicities and hand-foot skin reaction associated with multikinase inhibitors.

3. Lacouture ME, Reilly LM, Gerami P, Guitart J. Hand-foot skin reaction in cancer patients treated with multikinase inhibitors.

4. ESMO. Management of Skin Toxicities from Multikinase Inhibitor Therapies.

5. Bolognia JL, Schaffer JV, Cerroni L. Dermatology. 5th ed. Elsevier; 2024.

Chapitre 5 — Enfortumab vedotin + Pembrolizumab

Objectifs

À la fin de ce chapitre, vous serez capable de :

✓ Reconnaître les principales toxicités cutanées de l'association EV + pembrolizumab.

✓ Différencier une toxicité liée à l'EV d'une toxicité immunomédiée.

✓ Identifier les signes de gravité.

✓ Décider de la poursuite, de l'interruption temporaire ou de l'arrêt du traitement.

Cas clinique

Monsieur A., 71 ans, présente un carcinome urothélial métastatique. Il reçoit un traitement de première ligne associant enfortumab vedotin et pembrolizumab.

Après le deuxième cycle, il téléphone au service :

> *« Depuis trois jours, j'ai une éruption qui s'étend rapidement. Ma peau me brûle plus qu'elle ne me gratte. »*

À l'examen, vous observez :

- des plaques érythémateuses diffuses ;
- des papules confluentes ;
- une atteinte des plis axillaires et inguinaux ;
- quelques érosions superficielles ;
- aucune atteinte buccale ;
- pas de bulles ;
- température à 37,2 °C.

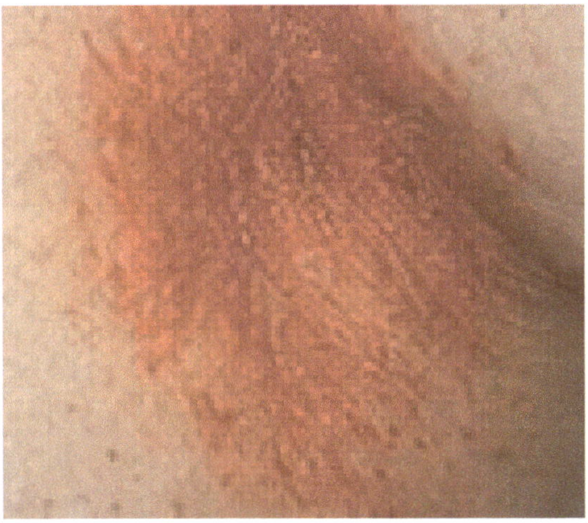

Rash érythémateux des plis — exemple schématique

⚠ *Illustration générée par IA — repère pédagogique de morphologie, ne remplace pas une photographie clinique.*

Étape 1 — Décrire

Plaques érythémateuses confluentes associées à des papules, intéressant principalement le tronc et les plis axillaires et inguinaux, avec quelques érosions superficielles, sans bulles ni atteinte des muqueuses.

Étape 2 — Quel traitement est le plus suspect ?

Les deux médicaments peuvent être responsables. Ne cherchez pas immédiatement une certitude : cherchez des indices.

Arguments en faveur de l'Enfortumab Vedotin

- ✓ Apparition précoce.
- ✓ Deuxième cycle.
- ✓ Atteinte des plis.
- ✓ Sensation de brûlure.
- ✓ Érosions superficielles.

Tous ces éléments sont très évocateurs d'une toxicité liée à l'EV.

Arguments en faveur du Pembrolizumab

On rechercherait plutôt :

- un prurit important ;
- un rash maculo-papuleux diffus ;
- des lésions lichénoïdes ;
- un vitiligo ;
- une pemphigoïde bulleuse.

Aucun de ces éléments n'est dominant ici.

Pourquoi l'EV atteint-il les plis ?

L'enfortumab vedotin cible Nectin-4, une protéine fortement exprimée par les cellules tumorales urothéliales, mais également présente dans l'épiderme, les annexes cutanées et certaines zones de frottement.

Le cytotoxique transporté par l'anticorps peut léser les kératinocytes, entraînant une inflammation cutanée, particulièrement dans les régions soumises à l'occlusion et aux contraintes mécaniques.

C'est pourquoi les premières lésions apparaissent souvent :

- dans les plis axillaires ;
- les plis inguinaux ;
- les régions sous-mammaires ;
- le cou ;
- les zones de friction.

Les toxicités cutanées les plus fréquentes de l'EV

- Rash maculo-papuleux.
- Plaques érythémateuses.
- Prurit.
- Brûlures cutanées.
- Xérose.
- Desquamation.
- Hyperpigmentation post-inflammatoire.

Les réactions sévères sont rares mais potentiellement graves.

Les signes de gravité

Recherchez systématiquement :

- Bulles.
- Décollement cutané.
- Érosions étendues.
- Atteinte des muqueuses.
- Fièvre.
- Douleur importante.
- Nikolsky positif.

Quand penser à un SJS/TEN ?

Le risque est faible, mais réel. Éléments évocateurs :

- douleur importante ;
- extension rapide ;
- bulles ;
- décollement cutané ;
- atteinte buccale ou oculaire ;
- altération de l'état général.

➡️ **Arrêter immédiatement les deux traitements.**
➡️ **Hospitaliser le patient.**
➡️ **Demander un avis dermatologique urgent.**

EV ou Pembrolizumab ?

Critère	Enfortumab vedotin	Pembrolizumab
Début	1–3 semaines	2–12 semaines ou plus
Symptôme dominant	Brûlure, douleur	Prurit
Plis cutanés	Très fréquents	Peu fréquents
Érosions	Plus fréquentes	Peu fréquentes hors formes sévères
Lichénoïde	Rare	Typique

Vitiligo	Non	Oui
Pemphigoïde	Exceptionnelle	Typique
SJS/TEN	Rare mais décrit	Rare mais décrit

Conduite pratique

Grade 1

- Émollients.
- Dermocorticoïdes.
- Surveillance rapprochée.
- Poursuite du traitement.

Grade 2

- Suspendre temporairement l'EV si aggravation ou gêne importante.
- Dermocorticoïdes.
- Avis dermatologique.
- Réévaluation rapide avant le cycle suivant.

Grade 3

- Arrêt temporaire de l'EV.
- Discussion concernant le pembrolizumab selon la présentation clinique.
- Corticothérapie adaptée au diagnostic retenu.
- Hospitalisation selon la sévérité.

Grade 4

- Arrêt immédiat des deux traitements.
- Hospitalisation.
- Prise en charge multidisciplinaire.

Cas clinique (suite)

Deux jours plus tard, le patient développe :

- des bulles flasques ;
- des érosions buccales ;
- une température à 38,5 °C.

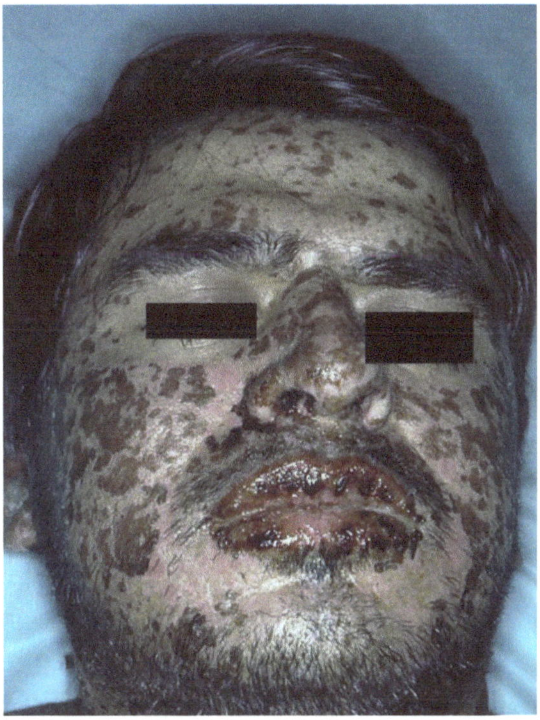

Syndrome de Stevens-Johnson — atteinte labiale et faciale

Photo réelle. Source : Wikimedia Commons, « Stevens-johnson-syndrome.jpg ». Licence CC BY-SA 3.0. commons.wikimedia.org/wiki/File:Stevens-johnson-syndrome.jpg

Questions

- 1. Quels sont les trois signes de gravité ?
- 2. Quel diagnostic évoquez-vous en priorité ?
- 3. Quelle est votre première décision ?
- 4. Quels examens demandez-vous ?

✅ Signes de gravité : bulles, atteinte des muqueuses, fièvre.

✅ Diagnostic : réaction cutanée sévère (SJS/TEN jusqu'à preuve du contraire).

✅ Conduite : arrêt immédiat de l'EV et du pembrolizumab, hospitalisation urgente, avis dermatologique.

✅ Examens : biopsie cutanée avec examen histologique ± immunofluorescence directe si une pemphigoïde bulleuse est discutée.

Algorithme décisionnel

Éruption sous EV + Pembrolizumab

↓ Bulles, décollement cutané ou atteinte des muqueuses ?

Oui → arrêt immédiat des deux traitements, hospitalisation, biopsie cutanée, avis dermatologique urgent.

Non → évaluer délai d'apparition, morphologie, localisation, prurit ou douleur.

↓ Plis + brûlure + début précoce → EV plus probable.

↓ Prurit + rash diffus + lésions lichénoïdes ou vitiligo → Pembrolizumab plus probable.

Les 5 messages à retenir

✅ Chez un patient traité par EV + pembrolizumab, toute éruption doit être analysée de façon systématique : morphologie, délai, localisation et symptômes.

✅ Une atteinte précoce des plis, associée à une douleur ou une sensation de brûlure, oriente vers une toxicité liée à l'EV.

✅ Un prurit, des lésions lichénoïdes, un vitiligo ou une pemphigoïde bulleuse évoquent davantage une toxicité immunomédiée liée au pembrolizumab.

✅ Les bulles, l'atteinte des muqueuses, la fièvre et le décollement cutané doivent faire suspecter une réaction cutanée sévère et imposent une prise en charge urgente.

✅ En cas de doute, il est préférable de considérer la situation comme une réaction cutanée sévère jusqu'à preuve du contraire, d'interrompre temporairement les traitements et de demander rapidement un avis dermatologique.

Références

1. Rosenberg JE, O'Donnell PH, Balar AV, et al. Pivotal studies of enfortumab vedotin.

2. Powles T, Valderrama BP, Gupta S, et al. EV-302/KEYNOTE-A39.

3. Enfortumab vedotin (Padcev®) – Résumé des caractéristiques du produit (EMA/FDA).

4. Lacouture ME, Sibaud V, Gerber PA, et al. ESMO Clinical Practice Guidelines. Ann Oncol. 2021.

5. Publications sur les réactions cutanées sévères liées à l'enfortumab vedotin (cas cliniques et séries).

Chapitre 6 — Les autres anticorps conjugués (ADC)

Objectifs

À la fin de ce chapitre, vous serez capable de :

- ✓ Identifier les toxicités cutanées des principaux ADC.
- ✓ Reconnaître les toxicités spécifiques de chaque molécule.
- ✓ Adapter le traitement symptomatique.
- ✓ Décider quand demander un avis dermatologique.

Cas clinique

Une femme de 49 ans est traitée par trastuzumab déruxtécan (T-DXd) pour un cancer du sein métastatique HER2 positif.

Après la troisième cure, elle consulte pour un prurit important associé à une éruption diffuse du tronc. Elle ne présente ni fièvre, ni bulles, ni atteinte des muqueuses.

Question : Que voyez-vous ?

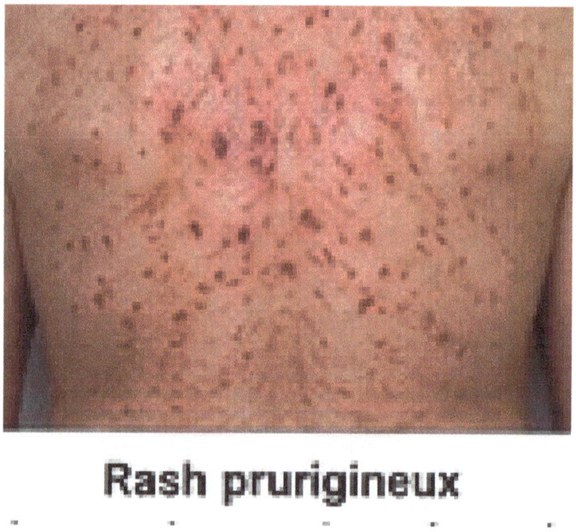

Rash prurigineux sous ADC — exemple schématique

⚠️ *Illustration générée par IA — repère pédagogique de morphologie, ne remplace pas une photographie clinique.*

Les ADC concernés

Cancers du sein

- Trastuzumab déruxtécan (T-DXd)
- Trastuzumab emtansine (T-DM1)
- Sacituzumab govitecan

Gynécologie

- Mirvetuximab soravtansine

Hématologie

- Brentuximab vedotin

Urothélium

- Sacituzumab govitecan
- (Enfortumab vedotin traité dans le chapitre précédent)

Pourquoi provoquent-ils des toxicités cutanées ?

Les ADC délivrent un agent cytotoxique directement à la cellule cible. Cependant :

- une petite quantité de cytotoxique peut diffuser dans les tissus voisins (« bystander effect ») ;
- certaines cibles sont également exprimées à faible niveau dans la peau ;
- le payload peut léser les kératinocytes.

Il en résulte des toxicités généralement inflammatoires et dose-dépendantes.

Les principales manifestations

1. Rash maculo-papuleux

La toxicité la plus fréquente : macules, papules, érythème, prurit.

2. Prurit

Parfois isolé. Souvent sous-estimé. Peut précéder les lésions visibles.

3. Xérose

Peau sèche, squames fines, fissures.

4. Hyperpigmentation

Plus fréquente chez les phototypes foncés. Souvent post-inflammatoire.

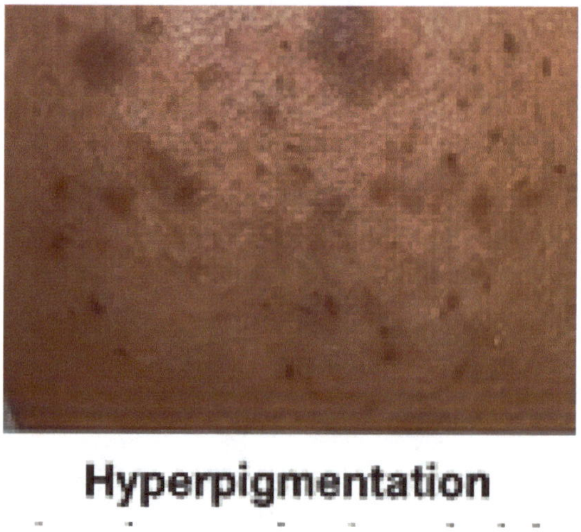

Hyperpigmentation post-inflammatoire — exemple schématique

⚠️ *Illustration générée par IA — repère pédagogique de morphologie, ne remplace pas une photographie clinique.*

5. Alopécie

Variable selon le payload. Souvent modérée. Peut avoir un impact psychologique important.

Particularités selon l'ADC

ADC	Toxicités dominantes
T-DXd	Rash, prurit, xérose
T-DM1	Rash léger, télangiectasies occasionnelles
Sacituzumab govitecan	Rash, prurit, hyperpigmentation, alopécie
Brentuximab vedotin	Rash, prurit, réactions d'hypersensibilité, rares réactions bulleuses
Mirvetuximab soravtansine	Rash discret, xérose (toxicité oculaire plus fréquente que cutanée)

Quand faut-il s'inquiéter ?

Rechercher systématiquement :

- bulles ;

- atteinte des muqueuses ;
- décollement cutané ;
- douleur importante ;
- fièvre ;
- progression rapide.

Bien que rares, des réactions cutanées sévères ont été rapportées avec certains ADC et doivent être prises en charge comme des urgences.

CTCAE

Grade 1

→ Traitement local. → Poursuite de l'ADC.

Grade 2

→ Dermocorticoïdes. → Antihistaminiques. → Surveillance rapprochée.

Grade 3

→ Suspension temporaire. → Avis dermatologique.

Grade 4

→ Hospitalisation. → Arrêt du traitement.

Traitement

- Émollients quotidiens.
- Dermocorticoïdes adaptés à la localisation.
- Antihistaminiques si prurit.
- Photoprotection.
- Réévaluation avant chaque cycle.

Cas clinique

Une patiente sous sacituzumab govitecan présente un rash maculo-papuleux couvrant 15 % de la surface corporelle avec un prurit modéré. Aucune bulle ni atteinte des muqueuses.

Questions

- 1. Quel est le grade CTCAE ?
- 2. Faut-il interrompre le traitement ?
- 3. Quel traitement prescrivez-vous ?

✅ Grade 2 (surface corporelle 10–30 %, prurit modéré, sans signe de sévérité).

✅ Pas systématiquement. La toxicité étant de grade 2 sans signe d'alerte, le traitement peut être poursuivi avec surveillance rapprochée et réévaluation avant la prochaine cure.

✅ Émollients, dermocorticoïde adapté à la localisation, antihistaminique si la démangeaison persiste ; réévaluer avant le cycle suivant et intensifier si aggravation.

Tableau de synthèse des ADC

ADC	Cible	Payload	Rash	Prurit	Xérose	Hyperpigm.	Bulles/ SJS-TEN
Enfortumab vedotin*	Nectin-4	MMAE	★★★	★★	★★	★	★★★
Trastuzumab déruxtécan	HER2	Topoisomé rase I	★★	★★	★	★	Rare
Trastuzumab emtansine	HER2	DM1	★	★	★	Rare	Très rare
Sacituzumab govitecan	Trop-2	SN-38	★★	★★	★	★★	Rare
Brentuximab vedotin	CD30	MMAE	★★	★★	★	Rare	Rare
Mirvetuximab soravtansine	FRα	DM4	★	★	★	Rare	Exception nelle

** Chapitre dédié. Ce tableau sert de mémo rapide et complète le chapitre spécifique consacré à l'association Enfortumab vedotin + pembrolizumab.*

Les 5 messages à retenir

✅ Les toxicités cutanées des ADC sont le plus souvent légères à modérées.

✅ Les manifestations les plus fréquentes sont le rash maculo-papuleux, le prurit et la xérose.

✅ Enfortumab vedotin possède un profil particulier et mérite une prise en charge spécifique (voir chapitre précédent).

✅ Les bulles, les muqueuses atteintes et le décollement cutané restent des signes d'alerte, quel que soit l'ADC.

✅ Une prise en charge précoce permet généralement de poursuivre le traitement anticancéreux.

Références

1. Modi S, et al. Trastuzumab deruxtecan.
2. Bardia A, et al. Sacituzumab govitecan.
3. O'Shaughnessy J, et al. ADC toxicities.
4. Lacouture ME. Dermatologic Principles and Practice in Oncology.
5. Lacouture ME, Sibaud V, Gerber PA, et al. ESMO Clinical Practice Guidelines. Ann Oncol. 2021.

Chapitre 7 — Les toxicités cutanées de la chimiothérapie

Objectifs

À la fin de ce chapitre, vous serez capable de :

- ✓ Décrire les principales toxicités cutanées de la chimiothérapie.
- ✓ Comprendre les mécanismes responsables de ces toxicités.
- ✓ Reconnaître les tableaux cliniques les plus fréquents.
- ✓ Différencier les toxicités attendues des urgences dermatologiques.
- ✓ Adapter la prise en charge et le traitement oncologique.

Cas clinique

Mme B., 58 ans, est traitée par capécitabine en traitement adjuvant d'un cancer colorectal.

Quatre semaines après le début du traitement, elle consulte en urgence :

> « *J'ai les mains et les pieds qui brûlent. Je ne peux plus marcher normalement et j'ai du mal à boutonner mes vêtements.* »

À l'examen, vous observez :

- un érythème diffus des paumes et des plantes ;
- un œdème discret ;
- une douleur importante à la palpation ;
- une desquamation débutante.

Question : Quel est votre diagnostic ?

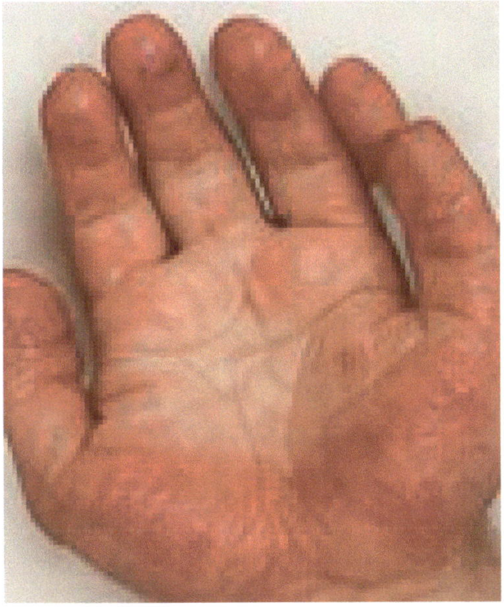

Syndrome main-pied (PPE) — exemple schématique

⚠️ *Illustration générée par IA — repère pédagogique de morphologie, ne remplace pas une photographie clinique.*

Introduction

Les toxicités cutanées sont parmi les effets indésirables les plus fréquents de la chimiothérapie.

Contrairement aux thérapies ciblées ou à l'immunothérapie, elles ne résultent pas d'une inhibition d'une voie moléculaire spécifique mais de l'action cytotoxique des médicaments sur les cellules normales à renouvellement rapide.

La peau, les cheveux, les ongles et les muqueuses sont donc particulièrement exposés. Chez un même patient, plusieurs toxicités peuvent coexister.

Physiopathologie

Les agents cytotoxiques détruisent les cellules en division rapide. Cette propriété est essentielle pour éliminer les cellules tumorales, mais elle affecte également plusieurs tissus sains :

- l'épiderme ;
- les follicules pileux ;
- la matrice unguéale ;

- les muqueuses.

Atteinte de l'épiderme

Les kératinocytes basaux assurent le renouvellement permanent de l'épiderme. La chimiothérapie ralentit leur prolifération et perturbe la réparation cutanée. Conséquences : érythème, xérose, desquamation, retard de cicatrisation.

Atteinte des follicules pileux

Le follicule pileux est l'un des tissus les plus prolifératifs de l'organisme. L'arrêt brutal de la division cellulaire provoque une alopécie anagène, apparaissant généralement 2 à 4 semaines après le début du traitement.

Atteinte de la matrice unguéale

La croissance de l'ongle dépend d'une activité mitotique continue. Les taxanes et plusieurs autres cytotoxiques peuvent interrompre cette prolifération, entraînant : lignes de Beau, onycholyse, mélanonychie, hémorragies sous-unguéales.

Atteinte des muqueuses

L'épithélium buccal possède un renouvellement très rapide. Sa destruction entraîne : inflammation, ulcérations, douleurs, risque infectieux.

Pourquoi le syndrome main-pied est-il localisé ?

Le syndrome main-pied (PPE) est principalement observé avec les fluoropyrimidines (capécitabine, 5-FU) et la doxorubicine liposomale.

Plusieurs mécanismes expliquent cette localisation :

- élimination partielle du médicament par les glandes sudorales eccrines, particulièrement nombreuses sur les paumes et les plantes ;
- accumulation locale favorisée par la pression et les microtraumatismes répétés ;
- forte activité proliférative de l'épiderme palmoplantaire.

À retenir : le syndrome main-pied de la chimiothérapie est une toxicité inflammatoire diffuse des paumes et des plantes.

Les principaux syndromes cliniques

1. Syndrome main-pied (Palmar-Plantar Erythrodysesthesia)

Médicaments responsables : capécitabine, 5-fluorouracile, doxorubicine liposomale, cytarabine.

> *« J'ai l'impression de marcher sur des braises. »*

À l'examen : érythème diffus, œdème, douleur, brûlures, desquamation, parfois fissures. Le syndrome est habituellement symétrique.

CTCAE

→ Grade 1 : érythème discret, paresthésies légères.

→ Grade 2 : douleur limitant certaines activités, desquamation.

→ Grade 3 : douleur importante, limitation des activités quotidiennes, difficulté à marcher ou à utiliser les mains.

Prise en charge : émollients riches, crèmes à base d'urée (10–20 %), limitation des frottements et de la chaleur, antalgiques, adaptation de dose selon le grade.

Piège clinique — PPE ou HFSR ?

PPE (chimiothérapie)	HFSR (TKI anti-VEGFR)
Érythème diffus	Lésions focales
Toute la paume/plante	Zones de pression
Peu d'hyperkératose	Hyperkératose fréquente
Brûlure diffuse	Douleur mécanique
Capécitabine, 5-FU	Sorafenib, Sunitinib, Cabozantinib

2. Alopécie induite par la chimiothérapie

Médicaments : anthracyclines, taxanes, cyclophosphamide, étoposide.

Présentation : chute rapide des cheveux ; atteinte possible des sourcils et des cils ; parfois atteinte de la pilosité corporelle.

L'alopécie est généralement réversible, mais une alopécie persistante peut être observée, notamment après certains taxanes.

Prise en charge : information avant le début du traitement, casque réfrigérant lorsque son utilisation est validée pour le protocole concerné, accompagnement psychologique, prothèse capillaire si souhaitée.

3. Toxicités unguéales

Médicaments : principalement docétaxel, paclitaxel.

Présentation : onycholyse, lignes de Beau, mélanonychie, hémorragies sous-unguéales, paronychie.

Prise en charge : couper les ongles courts, éviter les traumatismes, porter des gants pour les travaux ménagers, traiter rapidement toute surinfection.

4. Hyperpigmentation

Peut intéresser la peau, les ongles, les muqueuses. Mécanismes : stimulation de la mélanogenèse, hyperpigmentation post-inflammatoire, dépôts médicamenteux.

5. Mucite

Médicaments : 5-FU, méthotrexate, cytarabine, anthracyclines.

Présentation : érythème, ulcérations, douleur, dysphagie. Peut entraîner une dénutrition, une déshydratation et nécessiter un report de traitement.

Prise en charge : hygiène bucco-dentaire rigoureuse, bains de bouche adaptés, antalgiques, soutien nutritionnel si nécessaire.

6. Exanthème médicamenteux

Rash généralement maculo-papuleux, symétrique, prurigineux ou peu symptomatique. Diagnostic différentiel : infections virales, antibiotiques associés, réactions médicamenteuses sévères.

Quand faut-il s'inquiéter ?

Quel que soit le protocole de chimiothérapie, recherchez systématiquement :

- des bulles ;
- un décollement cutané ;
- une atteinte des muqueuses étendue ;

- une douleur cutanée intense ;
- une fièvre ;
- une extension rapide des lésions.

Ces signes doivent faire évoquer une réaction cutanée sévère (SJS/TEN, DRESS ou AGEP), même si ces complications restent rares avec les chimiothérapies conventionnelles.

Adaptation du traitement oncologique

Toxicité	Grade 1	Grade 2	Grade 3–4
Syndrome main-pied	Poursuite + traitement symptomatique	Discussion d'une réduction de dose ou d'une interruption temporaire selon la gêne	Interruption jusqu'à amélioration puis reprise adaptée
Alopécie	Pas de modification	Pas de modification	Pas de modification
Toxicité unguéale	Soins locaux	Traitement symptomatique, adaptation si douleur importante	Interruption exceptionnelle si atteinte sévère
Mucite	Soins locaux	Traitement symptomatique renforcé	Suspension temporaire fréquente selon le protocole

Cas clinique (suite)

Le diagnostic retenu est un syndrome main-pied de grade 2 lié à la capécitabine. La patiente reçoit :

- des conseils pour limiter les frottements et la chaleur ;
- une crème émolliente enrichie en urée ;
- un traitement antalgique ;
- une réévaluation avant le cycle suivant afin de discuter d'une éventuelle adaptation de dose si les symptômes persistent.

Algorithme pratique

Patient sous chimiothérapie — présente-t-il une toxicité cutanée ?

↓ Paumes et plantes → PPE • Cheveux → Alopécie • Ongles → Toxicité unguéale

Muqueuses → Mucite • Rash diffus → Exanthème médicamenteux

↓ Évaluer le grade CTCAE

Grade 1–2 : traitement symptomatique, poursuite du traitement dans la majorité des cas.

Grade ≥ 3 ou signes de gravité : discussion multidisciplinaire, adaptation de dose ou interruption temporaire selon le protocole.

Les 5 messages à retenir

✅ Les toxicités cutanées de la chimiothérapie résultent principalement de l'atteinte des tissus à renouvellement rapide : peau, follicules pileux, ongles et muqueuses.

✅ Le syndrome main-pied (PPE) est la toxicité cutanée la plus caractéristique des fluoropyrimidines et de la doxorubicine liposomale.

✅ Les taxanes sont les principaux responsables des toxicités unguéales et d'une alopécie parfois prolongée.

✅ L'évaluation de la sévérité (CTCAE) guide les mesures symptomatiques et l'adaptation éventuelle de la chimiothérapie.

✅ Il est essentiel de distinguer le PPE de la chimiothérapie du HFSR induit par les inhibiteurs du VEGFR, car leur physiopathologie, leur présentation clinique et leur prise en charge sont différentes.

Références

1. Lacouture ME, Sibaud V, Gerber PA, et al. Prevention and management of dermatological toxicities related to anticancer agents: ESMO Clinical Practice Guidelines. Ann Oncol. 2021;32:157-170.

2. Common Terminology Criteria for Adverse Events (CTCAE), Version 5.0.

3. Bolognia JL, Schaffer JV, Cerroni L. Dermatology. 5th ed. Elsevier; 2024.

4. Lacouture ME. Dermatologic Principles and Practice in Oncology.

5. Sibaud V. Dermatologic complications of conventional chemotherapy.

PARTIE III

Prise en charge pratique des toxicités cutanées

Chapitre 1 — Évaluer la gravité d'une toxicité cutanée

Objectifs

À la fin de ce chapitre, vous serez capable de :

✓ Évaluer rapidement la gravité d'une toxicité cutanée.

✓ Reconnaître les signes d'alerte.

✓ Identifier les situations nécessitant un avis dermatologique ou une hospitalisation.

✓ Utiliser le grade CTCAE pour guider la prise en charge.

Cas clinique

Une femme de 65 ans est traitée par pembrolizumab pour un mélanome métastatique. Elle consulte pour une éruption prurigineuse apparue depuis une semaine.

À l'examen, vous observez un rash maculo-papuleux diffus intéressant le tronc et les bras. La patiente est en bon état général, sans fièvre, sans atteinte des muqueuses ni bulles.

Question : Que faites-vous en premier ?

> **La réponse n'est pas de poser un diagnostic. La première étape est d'évaluer la gravité.**

Pourquoi évaluer la gravité ?

Deux patients peuvent présenter le même rash mais nécessiter une prise en charge totalement différente. La gravité dépend de plusieurs critères :

- l'étendue des lésions ;
- les symptômes (prurit, douleur) ;
- l'impact sur les activités quotidiennes ;
- la présence de signes de gravité.

Le grade CTCAE permet d'harmoniser cette évaluation et de guider les décisions thérapeutiques.

Les 4 questions à se poser

1. Quelle est l'étendue des lésions ?

Estimez le pourcentage de surface corporelle atteinte.

> 📌 **Astuce :** la paume de la main du patient (doigts inclus) représente environ 1 % de sa surface corporelle.

2. Le patient présente-t-il des symptômes ?

Recherchez : prurit, douleur, sensation de brûlure.

Une douleur importante est souvent plus inquiétante qu'un simple prurit.

3. Les activités quotidiennes sont-elles limitées ?

Demandez au patient : Dormez-vous correctement ? Pouvez-vous marcher ? Pouvez-vous vous habiller ? Pouvez-vous travailler ?

L'impact fonctionnel intervient dans le grade CTCAE.

4. Existe-t-il des signes d'alerte ?

Ils doivent être recherchés chez tous les patients.

Les signes d'alerte

- 🚨 Bulles
- 🚨 Décollement cutané
- 🚨 Atteinte des muqueuses
- 🚨 Douleur cutanée importante
- 🚨 Fièvre
- 🚨 Extension rapide des lésions
- 🚨 Altération de l'état général

> ➡️ **Un seul de ces signes justifie une évaluation urgente.**

Les grades CTCAE simplifiés

Grad e	Description	Conduite générale
1	Lésions limitées, peu ou pas de symptômes	Traitement symptomatique, poursuite du traitement anticancéreux
2	Symptômes modérés ou gêne fonctionnelle limitée	Traitement dermatologique, surveillance rapprochée, discuter une interruption temporaire selon la toxicité
3	Symptômes sévères, limitation importante des activités	Avis dermatologique, interruption temporaire fréquente du traitement
4	Toxicité mettant en jeu le pronostic vital (SJS/TEN, nécrose, etc.)	Hospitalisation et prise en charge urgente

Le grade oriente la décision, mais ne remplace jamais le jugement clinique.

Illustrations de référence — réactions cutanées sévères (grade 4)

Ces quatre photographies cliniques réelles, publiées en libre accès, illustrent les urgences dermatologiques évoquées dans ce livre. Chaque source est citée conformément à sa licence.

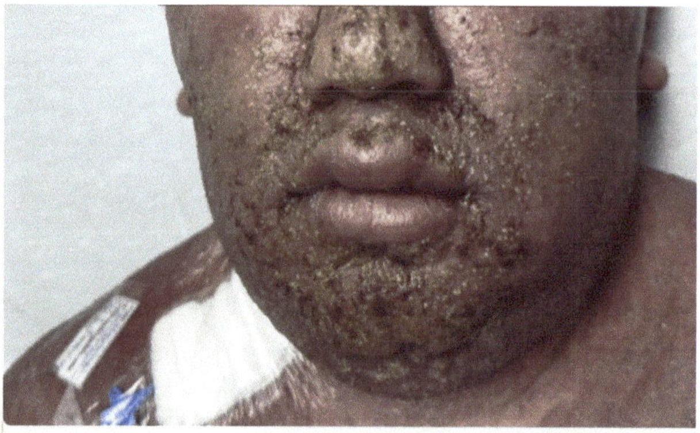

AGEP — pustules sur fond érythémateux, atteinte faciale

Photo réelle. Martinez Jiménez H. « Acute Generalized Exanthematous Pustulosis: A Case Report », Cureus 2025;17(8):e89576. Licence CC BY 4.0. pmc.ncbi.nlm.nih.gov/articles/PMC12413997/

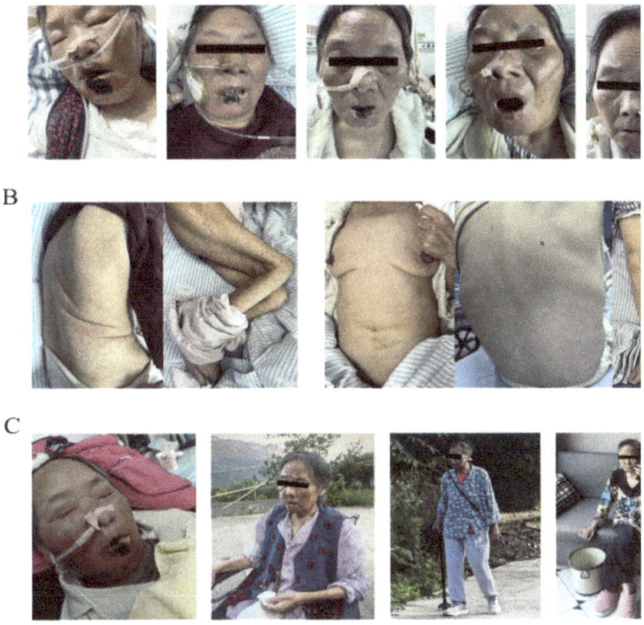

DRESS sévère — œdème facial et atteinte labiale, puis évolution sous traitement

Photo réelle. Yan S et al. « Severe DRESS syndrome with hemophagocytic lymphohistiocytosis and cryptococcal meningitis », Front Immunol 2026;17:1703040. Licence CC BY 4.0. pmc.ncbi.nlm.nih.gov/articles/PMC12901459/

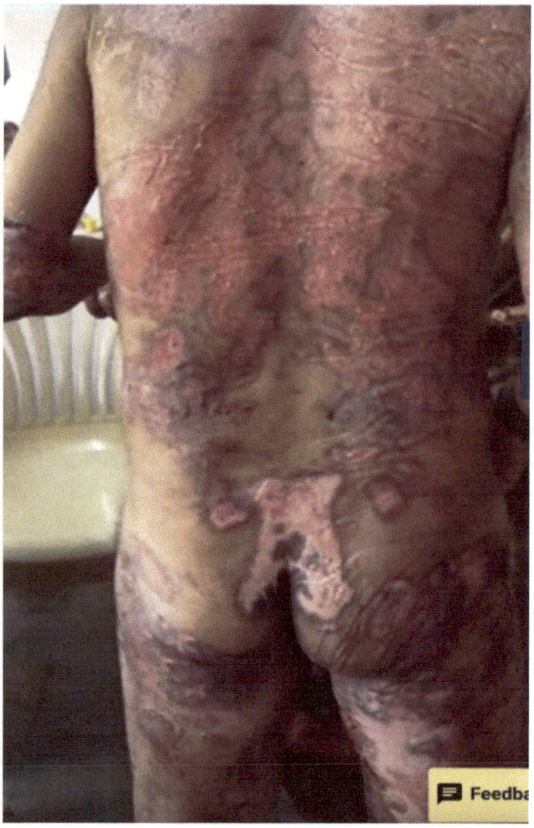

Nécrolyse épidermique toxique (TEN) — décollement cutané étendu du tronc

Photo réelle. Source hospitalière publiée en accès libre (voir lien fourni pour l'article source). À recompléter avec la référence exacte de l'article dont est issue cette capture.

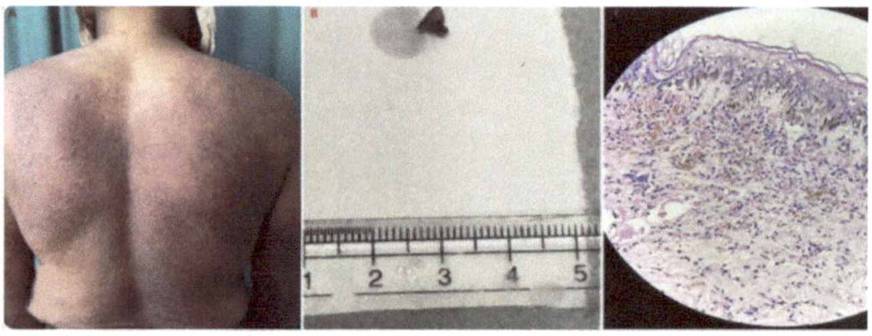

SJS d'origine médicamenteuse — macules purpuriques, biopsie et histologie

Photo réelle. Kalode S, Tekulwar P. « Visualizing drug-induced Stevens-Johnson syndrome: a clinical image », Pan Afr Med J 2024;48:183. Licence CC BY 4.0. pmc.ncbi.nlm.nih.gov/articles/PMC11645702/

Quand demander un avis dermatologique ?

Demandez un avis rapidement si :

- le diagnostic est incertain ;
- la toxicité est de grade ≥ 2 et s'aggrave malgré le traitement ;
- des bulles apparaissent ;
- les muqueuses sont atteintes ;
- une biopsie cutanée est nécessaire ;
- une réaction sévère est suspectée.

Quand hospitaliser ?

Hospitalisez le patient en cas de :

- suspicion de SJS/TEN ;
- DRESS ou AGEP sévère ;
- atteinte cutanée très étendue ;
- atteinte oculaire ou muqueuse importante ;
- douleur intense ;
- altération de l'état général ou déshydratation.

Algorithme pratique

Patient présentant une toxicité cutanée

↓ Présence d'un signe d'alerte ?

Oui → Avis dermatologique urgent ± hospitalisation.

Non → Évaluer le grade CTCAE.

↓ Grade 1–2 : traitement symptomatique, réévaluation avant le cycle suivant.

↓ Grade 3–4 : avis spécialisé, discussion sur l'interruption ou l'arrêt, hospitalisation si nécessaire.

Cas clinique (suite)

La patiente présente : un rash touchant environ 8 % de la surface corporelle, un prurit modéré, aucune douleur, aucune atteinte des muqueuses, aucun signe d'alerte.

✅ Conclusion : il s'agit d'une toxicité de faible gravité, compatible avec une prise en charge ambulatoire, un traitement symptomatique et une surveillance rapprochée.

Les 5 messages à retenir

✅ La première étape devant toute toxicité cutanée est d'en évaluer la gravité.

✅ Utilisez toujours les mêmes critères : étendue, symptômes, impact fonctionnel et signes d'alerte.

✅ Les bulles, l'atteinte des muqueuses, la douleur importante et la fièvre sont des signaux d'alarme.

✅ Le grade CTCAE aide à guider la prise en charge, mais ne remplace pas l'évaluation clinique.

✅ En cas de doute sur une toxicité sévère, demandez précocement un avis dermatologique plutôt que d'attendre une aggravation.

Références

1. National Cancer Institute. Common Terminology Criteria for Adverse Events (CTCAE), Version 5.0. 2017.

2. Lacouture ME, Sibaud V, Gerber PA, et al. Prevention and management of dermatological toxicities related to anticancer agents: ESMO Clinical Practice Guidelines. Ann Oncol. 2021;32:157-170.

3. Bolognia JL, Schaffer JV, Cerroni L. Dermatology. 5th ed. Elsevier; 2024.

4. Habif TP. Clinical Dermatology: A Color Guide to Diagnosis and Therapy. 7th ed. Elsevier; 2020.

Chapitre 2 — Les traitements dermatologiques indispensables en oncologie

Objectifs

À la fin de ce chapitre, vous serez capable de :

- ✓ Choisir le traitement dermatologique adapté à la toxicité observée.
- ✓ Prescrire les traitements de première intention.
- ✓ Éviter les erreurs les plus fréquentes.
- ✓ Savoir quand adresser le patient au dermatologue.

Cas clinique

Un homme de 63 ans reçoit un traitement par cetuximab. Deux semaines après le début du traitement, il développe un rash papulo-pustuleux du visage et du thorax. Le traitement anticancéreux est poursuivi.

Question : Que prescrivez-vous ?

Les 6 traitements à connaître

En pratique, la majorité des toxicités cutanées peuvent être prises en charge avec quelques classes thérapeutiques.

1. Les émollients

Indications : xérose, prurit lié à la sécheresse, syndrome main-pied, prévention des fissures.

Conseils pratiques : application 1 à 2 fois par jour, après la douche, sur toute la zone atteinte.

> **À retenir : un émollient est un traitement, pas un simple cosmétique.**

2. Les dermocorticoïdes

Indications : rash inflammatoire, eczéma, lésions lichénoïdes, réactions immunologiques peu sévères.

Choisir la puissance adaptée :

Localisation	Dermocorticoïde
Visage, plis, organes génitaux	Faible à modérée
Tronc	Modérée
Paumes et plantes	Forte

Durée habituelle : 7 à 14 jours puis réévaluation.

3. Les antihistaminiques

Indication : prurit. Ils soulagent le symptôme mais ne traitent pas la cause. Ils sont souvent associés aux dermocorticoïdes.

4. Les antibiotiques

Utiles en cas de surinfection ou de certaines toxicités spécifiques.

Topiques : folliculite localisée, rash anti-EGFR peu étendu.

Oraux : principalement les cyclines dans le rash papulo-pustuleux des anti-EGFR.

Ils sont prescrits pour leur effet anti-inflammatoire, et non uniquement pour leur activité antibactérienne.

5. Les corticoïdes systémiques

Ils ne doivent pas être prescrits systématiquement. Ils sont réservés aux toxicités immunologiques modérées à sévères, bulleuses, ou étendues.

⚠️ **Avant de les débuter, éliminer une infection cutanée.**

6. Les soins locaux

Ne pas les oublier. Ils comprennent : pansements adaptés, soins des fissures, antiseptiques si besoin, soins des ongles, bains de bouche en cas de mucite.

Comment choisir le bon traitement ?

Toxicité	Traitement de première intention
Xérose	Émollient
Prurit	Émollient + antihistaminique si besoin
Rash anti-EGFR	Dermocorticoïde + cycline
Rash immunothérapie grade 1	Dermocorticoïde
Syndrome main-pied	Émollient + crème à l'urée + antalgiques
Mucite	Soins buccaux + traitement antalgique
Toxicité unguéale	Soins locaux ± antibiotiques selon le contexte

Les erreurs à éviter

❌ Utiliser un dermocorticoïde très puissant sur le visage.
❌ Prescrire une corticothérapie générale pour un rash limité.
❌ Donner un antibiotique sans indication.
❌ Oublier les mesures d'hydratation cutanée.
❌ Négliger les conseils d'hygiène et de photoprotection.

Cas clinique (suite)

Chez ce patient traité par cetuximab, le rash est de grade 2, sans signe de gravité. La prise en charge comprend :

- un dermocorticoïde adapté au visage et au thorax ;
- une cycline orale ;
- des conseils d'hydratation cutanée ;
- une réévaluation avant le cycle suivant.

Le traitement anticancéreux est poursuivi.

Algorithme pratique

Toxicité cutanée

↓ Peau sèche ? → Émollient.

↓ Inflammation ? → Dermocorticoïde.

↓ Prurit ? → Ajouter un antihistaminique si nécessaire.

↓ Surinfection ou rash anti-EGFR ? → Antibiothérapie adaptée.

↓ Forme sévère ou immunologique ? → Discuter une corticothérapie systémique et demander un avis dermatologique.

Les 5 messages à retenir

✅ Les émollients constituent la base du traitement de nombreuses toxicités cutanées.

✅ Les dermocorticoïdes sont le traitement de première intention des éruptions inflammatoires localisées.

✅ Les cyclines sont particulièrement utiles dans le rash papulo-pustuleux induit par les anti-EGFR grâce à leur effet anti-inflammatoire.

✅ Les corticoïdes systémiques doivent être réservés aux formes modérées à sévères et après avoir éliminé une infection.

✅ Une prescription efficace associe toujours un traitement médicamenteux, des soins locaux et des conseils pratiques au patient.

Références

1. Lacouture ME. Dermatologic Principles and Practice in Oncology. Wiley-Blackwell; 2013.

2. Lacouture ME, Sibaud V, Gerber PA, et al. Prevention and management of dermatological toxicities related to anticancer agents: ESMO Clinical Practice Guidelines. Ann Oncol. 2021.

3. Bolognia JL, Schaffer JV, Cerroni L. Dermatology. 5th ed. Elsevier; 2024.

4. Habif TP. Clinical Dermatology: A Color Guide to Diagnosis and Therapy. 7th ed. Elsevier; 2020.

Chapitre 3 — Adapter le traitement anticancéreux : continuer, suspendre ou arrêter ?

Objectifs

À la fin de ce chapitre, vous serez capable de :

- ✓ Décider si le traitement anticancéreux peut être poursuivi.
- ✓ Identifier les situations nécessitant une interruption temporaire.
- ✓ Reconnaître les rares situations imposant un arrêt définitif.
- ✓ Travailler en collaboration avec le dermatologue pour optimiser la prise en charge.

Cas clinique

Une femme de 62 ans est traitée par pembrolizumab pour un cancer bronchique métastatique. Après trois cures, elle développe un rash maculo-papuleux prurigineux intéressant environ 15 % de la surface corporelle. Il n'y a ni bulles, ni atteinte des muqueuses, ni fièvre.

Question : Faut-il arrêter le traitement ?

> **La réponse est le plus souvent non. La première étape est d'évaluer la gravité, puis d'adapter la prise en charge.**

Principe général

L'objectif est double : traiter efficacement la toxicité cutanée, et maintenir le traitement anticancéreux chaque fois que cela est possible.

Dans la majorité des cas, une toxicité cutanée ne justifie pas un arrêt définitif du traitement.

Les trois questions à se poser

1. La toxicité met-elle en danger le patient ?

Recherchez immédiatement : bulles, décollement cutané, atteinte des muqueuses, douleur importante, fièvre, altération de l'état général.

➡️ **Si oui, interrompre immédiatement le traitement et organiser une évaluation urgente.**

2. Quel est le grade CTCAE ?

Le grade reste le principal outil pour guider la décision.

Grade	Attitude générale
1	Poursuite du traitement
2	Généralement poursuite, parfois interruption temporaire selon la toxicité et la molécule
3	Interruption temporaire le plus souvent
4	Arrêt immédiat et prise en charge urgente

3. Quelle est la molécule responsable ?

Toutes les toxicités ne se gèrent pas de la même façon. Par exemple :

- un rash papulo-pustuleux sous anti-EGFR est souvent compatible avec la poursuite du traitement ;
- un rash immunologique de grade 3 sous inhibiteur de point de contrôle nécessite habituellement une interruption temporaire et une corticothérapie ;
- une suspicion de SJS/TEN impose l'arrêt immédiat du traitement responsable.

En pratique

Continuer le traitement

Le traitement peut généralement être poursuivi si : la toxicité est de grade 1 ; les symptômes sont bien contrôlés ; il n'y a aucun signe de gravité.

Le traitement dermatologique est instauré sans modifier le protocole anticancéreux.

Suspendre temporairement

Une interruption temporaire est souvent indiquée lorsque : la toxicité est de grade 2 persistante malgré un traitement bien conduit ; la toxicité est de grade 3 ; une amélioration rapide est attendue après traitement symptomatique.

La reprise est discutée après amélioration, souvent avec une réduction de dose lorsque cela est possible.

Arrêter définitivement

L'arrêt définitif reste exceptionnel. Il doit être envisagé en cas de :

- syndrome de Stevens-Johnson ;
- nécrolyse épidermique toxique ;
- DRESS sévère ;
- récidive d'une toxicité grave malgré une reprise du traitement ;
- toxicité mettant en jeu le pronostic vital.

Situations fréquentes

Situation	Attitude habituelle
Rash anti-EGFR grade 1–2	Continuer le traitement + traitement dermatologique
Rash immunothérapie grade 1	Continuer
Rash immunothérapie grade 2	Continuer ou suspendre temporairement selon l'évolution et les recommandations propres à la molécule
Rash grade 3	Suspendre temporairement
SJS/TEN	Arrêt définitif
DRESS sévère	Arrêt définitif
Syndrome main-pied grade 1	Continuer
Syndrome main-pied grade 2	Discussion d'une adaptation de dose selon la gêne fonctionnelle
Syndrome main-pied grade 3	Interruption temporaire puis reprise adaptée

⚠ Attention : les décisions doivent toujours être adaptées au médicament utilisé. Les recommandations des RCP, des sociétés savantes et des essais cliniques prévalent en cas de situation spécifique.

Quand demander un avis dermatologique ?

Un avis spécialisé est recommandé si :

- le diagnostic est incertain ;
- la toxicité est de grade ≥ 2 et ne s'améliore pas sous traitement ;
- une biopsie est nécessaire ;
- une réaction bulleuse est suspectée ;
- une reprise du traitement après une toxicité sévère est envisagée.

Cas clinique (suite)

La patiente présente un rash de grade 2 sans signe de gravité. La conduite retenue est :

- dermocorticoïdes topiques ;
- antihistaminique si nécessaire ;
- surveillance rapprochée ;
- poursuite du pembrolizumab avec réévaluation clinique avant la cure suivante.

Algorithme pratique

Toxicité cutanée sous traitement anticancéreux

↓ Présence d'un signe de gravité ?

Oui → suspendre immédiatement le traitement, avis dermatologique urgent, hospitaliser si nécessaire.

Non → évaluer le grade CTCAE.

↓ Grade 1 → continuer. Grade 2 → traiter ; poursuivre ou suspendre temporairement selon la molécule.

↓ Grade 3 → suspendre temporairement, reprise après amélioration. Grade 4 → arrêt immédiat, discussion multidisciplinaire.

Les 5 messages à retenir

✅ La majorité des toxicités cutanées n'imposent pas un arrêt définitif du traitement anticancéreux.

✅ La décision repose sur trois éléments : gravité, grade CTCAE et traitement responsable.

✅ Les toxicités de grade 1 permettent généralement la poursuite du traitement avec une prise en charge dermatologique.

✅ Les toxicités de grade 3 nécessitent le plus souvent une interruption temporaire et une réévaluation avant toute reprise.

✅ Les réactions cutanées sévères (SJS/TEN, DRESS sévère) constituent des contre-indications à la réintroduction du médicament responsable.

Références

1. National Cancer Institute. Common Terminology Criteria for Adverse Events (CTCAE), Version 5.0.

2. Schneider BJ, Naidoo J, Santomasso BD, et al. Management of Immune-Related Adverse Events in Patients Treated With Immune Checkpoint Inhibitor Therapy: ASCO Guideline Update. J Clin Oncol. 2021.

3. Haanen JBAG, Obeid M, Spain L, et al. Management of toxicities from immunotherapy: ESMO Clinical Practice Guideline. Ann Oncol. 2022.

4. Lacouture ME, Sibaud V, Gerber PA, et al. Prevention and management of dermatological toxicities related to anticancer agents: ESMO Clinical Practice Guidelines. Ann Oncol. 2021.

Chapitre 4 — Prévenir les toxicités cutanées

Objectifs

À la fin de ce chapitre, vous serez capable de :

- ✓ Mettre en place des mesures préventives avant le début du traitement.
- ✓ Réduire la fréquence et la sévérité des toxicités cutanées.
- ✓ Éduquer le patient aux bons gestes.
- ✓ Préserver la qualité de vie et limiter les adaptations de dose.

Cas clinique

Une femme de 59 ans doit débuter un traitement par panitumumab pour un cancer colorectal métastatique. Elle demande :

> *« Que puis-je faire pour éviter les problèmes de peau ? »*

Votre réponse commence avant la première perfusion.

Pourquoi prévenir ?

Les toxicités cutanées sont l'une des principales causes d'inconfort pour le patient, d'altération de la qualité de vie, de réduction de dose et d'interruption temporaire du traitement.

La prévention permet de diminuer leur fréquence et leur sévérité.

Les conseils à donner à tous les patients

Hydrater la peau

Commencer dès le début du traitement : appliquer un émollient 1 à 2 fois par jour, privilégier des produits sans parfum, poursuivre pendant toute la durée du traitement.

Protéger la peau du soleil

Certaines thérapies augmentent la photosensibilité. Conseils : écran solaire SPF 50+, vêtements couvrants, chapeau, éviter l'exposition entre 12h et 16h.

Éviter les irritations

Douche tiède plutôt que chaude, savon doux ou syndet, sécher la peau sans frotter, vêtements en coton, éviter les produits parfumés ou alcoolisés.

Prendre soin des mains et des pieds

Particulièrement important avec capécitabine, 5-FU, inhibiteurs du VEGFR.

Conseils : hydrater quotidiennement, limiter les frottements, porter des chaussures confortables, traiter rapidement les callosités.

Soins des ongles

Garder les ongles courts, éviter les faux ongles, porter des gants pour les travaux ménagers, consulter rapidement en cas de douleur ou de rougeur.

Hygiène buccale

Avant le traitement : consultation dentaire si possible, brosse à dents souple, bains de bouche selon les protocoles du service, bonne hydratation.

Prévention selon le traitement

Traitement	Prévention recommandée
Anti-EGFR	Émollients, photoprotection, dermocorticoïdes et cyclines prophylactiques selon les recommandations en vigueur
Immunothérapie	Information du patient, surveillance clinique
VEGFR/TKI	Soins des mains et des pieds, traitement des hyperkératoses, chaussures adaptées
Chimiothérapie	Hydratation cutanée, prévention de la mucite, soins des ongles
ADC	Hydratation cutanée, surveillance précoce des éruptions, photoprotection selon la molécule

Les signes qui doivent faire consulter rapidement

Expliquez au patient de contacter l'équipe en cas de :

- apparition de bulles ;
- atteinte de la bouche ou des yeux ;
- douleur importante ;
- fièvre ;
- extension rapide d'une éruption ;
- difficultés à marcher ou à utiliser les mains.

Une consultation précoce permet souvent d'éviter une aggravation.

Les erreurs à éviter

❌ Attendre l'apparition d'une toxicité avant d'hydrater la peau.
❌ Négliger la photoprotection.
❌ Porter des chaussures serrées en cas de risque de syndrome main-pied.
❌ Utiliser des produits irritants ou parfumés sur une peau fragilisée.
❌ Interrompre le traitement anticancéreux sans avis médical.

Cas clinique (suite)

Avant la première perfusion de panitumumab, la patiente reçoit : des conseils écrits de soins cutanés, une prescription d'un émollient, des recommandations de photoprotection, une prophylaxie par doxycycline et un dermocorticoïde topique selon le protocole de l'équipe.

✅ Quatre semaines plus tard, elle présente un rash papulo-pustuleux discret (grade 1), sans impact sur la poursuite du traitement.

Check-list avant de débuter un traitement anticancéreux

- ☐ Expliquer les toxicités cutanées attendues.
- ☐ Prescrire un émollient si indiqué.
- ☐ Donner les conseils de photoprotection.
- ☐ Vérifier l'état des mains, des pieds et des ongles.
- ☐ Expliquer les signes d'alerte nécessitant un contact rapide.
- ☐ Remettre une fiche d'information au patient.

Les 5 messages à retenir

✅ La prévention des toxicités cutanées débute avant la première administration du traitement anticancéreux.

✅ Les mesures les plus efficaces sont souvent les plus simples : hydratation cutanée, photoprotection et éducation du patient.

✅ Certaines thérapies, notamment les anti-EGFR, bénéficient de mesures prophylactiques spécifiques dès le début du traitement.

✅ Un patient bien informé consulte plus tôt, ce qui permet de traiter les toxicités avant qu'elles ne deviennent sévères.

✅ Prévenir les toxicités cutanées contribue à maintenir l'intensité de dose et la continuité du traitement oncologique.

Références

1. Lacouture ME, Anadkat MJ, Bensadoun RJ, et al. Clinical practice guidelines for the prevention and treatment of EGFR inhibitor-associated dermatologic toxicities. Support Care Cancer. 2011.

2. Lacouture ME, Sibaud V, Gerber PA, et al. Prevention and management of dermatological toxicities related to anticancer agents: ESMO Clinical Practice Guidelines. Ann Oncol. 2021.

3. Lacouture ME. Dermatologic Principles and Practice in Oncology. Wiley-Blackwell; 2013.

4. Bolognia JL, Schaffer JV, Cerroni L. Dermatology. 5th ed. Elsevier; 2024.

Chapitre 5 — Cas particuliers : adapter la prise en charge selon le patient

Objectifs

À la fin de ce chapitre, vous serez capable de :

✓ Adapter la prise en charge des toxicités cutanées dans certaines situations particulières.

✓ Identifier les patients à risque de complications.

✓ Anticiper les difficultés diagnostiques et thérapeutiques.

1. Le patient âgé

Pourquoi est-il à risque ?

Le vieillissement cutané entraîne une peau plus fine, une xérose fréquente, une cicatrisation plus lente, une susceptibilité accrue aux infections.

Les toxicités sont souvent plus symptomatiques et récupèrent plus lentement.

Conseils pratiques

- Hydratation cutanée systématique.
- Dermocorticoïdes avec prudence.
- Surveillance rapprochée des surinfections.
- Prévenir les chutes en cas de syndrome main-pied douloureux.

2. Les phototypes foncés

Particularités

Les signes inflammatoires sont parfois moins visibles. On observe plus fréquemment : hyperpigmentation post-inflammatoire, dyschromies persistantes, chéloïdes chez certains patients.

Conseils pratiques

- Rechercher les lésions à la palpation et sous une bonne lumière.
- Informer le patient du risque de pigmentation prolongée.
- Renforcer la photoprotection.

3. Le patient diabétique

Le diabète augmente le risque de fissures, d'infections cutanées, de retard de cicatrisation.

Le syndrome main-pied peut être aggravé par une neuropathie périphérique.

Conseils pratiques

- Inspection régulière des pieds.
- Traitement précoce des fissures.
- Collaboration avec un podologue si nécessaire.

4. Le patient immunodéprimé

Chez ces patients, une éruption peut être : une toxicité médicamenteuse, une infection virale, une infection bactérienne, une infection fongique.

Conseils pratiques

- Ne pas attribuer systématiquement une éruption au traitement anticancéreux.
- Réaliser des prélèvements microbiologiques si nécessaire.
- Demander rapidement un avis dermatologique en cas de doute.

5. Le patient ayant une maladie dermatologique préexistante

Les traitements anticancéreux peuvent déstabiliser : psoriasis, dermatite atopique, lichen plan, maladies bulleuses auto-immunes.

Conseils pratiques

- Documenter l'état cutané avant le traitement.
- Photographier les lésions initiales si possible.
- Associer précocement le dermatologue en cas de poussée.

6. Les patients avec maladies auto-immunes sous immunothérapie

Les inhibiteurs de points de contrôle peuvent réactiver une maladie auto-immune ou provoquer une nouvelle toxicité immunologique.

Conseils pratiques

- Évaluer l'activité de la maladie avant le traitement.
- Informer le patient du risque de poussée.
- Assurer un suivi multidisciplinaire (oncologue, spécialiste d'organe et dermatologue).

Cas clinique

Une femme de 72 ans, diabétique, traitée par capécitabine, consulte pour des douleurs plantaires.

L'examen retrouve : un syndrome main-pied de grade 2, plusieurs fissures profondes des talons, une neuropathie diabétique connue.

Questions

- 1. Pourquoi cette patiente est-elle plus à risque de complications ?
- 2. Quels soins complémentaires proposez-vous ?
- 3. Faut-il renforcer la surveillance ?

✅ Le diabète altère la cicatrisation et augmente le risque infectieux ; la neuropathie peut masquer l'aggravation des lésions.

✅ Soins des fissures, hydratation intensive, décharge des zones douloureuses et avis podologique si besoin.

✅ Oui, avec un suivi rapproché jusqu'à la cicatrisation.

Les 5 messages à retenir

✅ Les patients âgés, diabétiques et immunodéprimés présentent un risque plus élevé de complications cutanées.

✅ Les phototypes foncés nécessitent une attention particulière pour reconnaître les signes inflammatoires et prévenir les dyschromies.

✅ Une dermatose préexistante peut être aggravée par les traitements anticancéreux et doit être documentée avant leur initiation.

✅ Chez les patients recevant une immunothérapie avec une maladie auto-immune connue, un suivi multidisciplinaire est recommandé.

✅ Dans ces situations particulières, une prise en charge précoce et personnalisée permet souvent d'éviter des complications et des interruptions inutiles du traitement anticancéreux.

Références

1. Lacouture ME, Sibaud V, Gerber PA, et al. Prevention and management of dermatological toxicities related to anticancer agents: ESMO Clinical Practice Guidelines. Ann Oncol. 2021.

2. Schneider BJ, Naidoo J, Santomasso BD, et al. Management of Immune-Related Adverse Events in Patients Treated With Immune Checkpoint Inhibitor Therapy: ASCO Guideline Update. J Clin Oncol. 2021.

3. Bolognia JL, Schaffer JV, Cerroni L. Dermatology. 5th ed. Elsevier; 2024.

4. Habif TP. Clinical Dermatology: A Color Guide to Diagnosis and Therapy. 7th ed. Elsevier; 2020.

5. Lacouture ME. Dermatologic Principles and Practice in Oncology. Wiley-Blackwell; 2013.

ANNEXES

Outils pratiques pour la consultation

Annexe 1 — Tableaux pratiques de référence

Tableau 1. Principales toxicités cutanées selon la classe thérapeutique

Classe	Rash	Prurit	Xérose	PPE	HFSR	Ongles	Pigment.	Tox. sévères
Anti-EGFR	+++	++	+++	-	-	Paronychie	±	Rare
Immunothérapie	+++	+++	++	-	-	Rare	Vitiligo	SJS/TEN, DRESS, pemphigoïde
BRAF/MEK	++	+	+	-	-	±	++	Rare
VEGFR/MKI	+	+	++	-	+++	±	±	Rare
ADC	++	++	+	±	±	±	++	SJS/TEN (EV)
Chimiothérapie	++	+	++	+++	-	+++	++	Rare

Tableau 2. Délai d'apparition des principales toxicités

Toxicité	Délai habituel
Rash anti-EGFR	1–3 semaines
Rash immunothérapie	3–8 semaines
Rash EV	Quelques jours à 4 semaines
HFSR	2–4 semaines
PPE	2–6 semaines
Xérose	3–6 semaines
Paronychie	1–3 mois
Mucite	5–14 jours
Alopécie	2–4 semaines

Tableau 3. Quand demander un avis dermatologique ?

- Rash de grade ≥ 3
- Suspicion de syndrome de Stevens-Johnson ou de nécrolyse épidermique toxique

- Décollement cutané
- Bulles
- Atteinte muqueuse importante
- Éruption fébrile
- Rash atypique
- Absence d'amélioration malgré un traitement adapté
- Suspicion de pemphigoïde bulleuse
- Suspicion de DRESS
- Ulcérations importantes

Tableau 4. Critères d'hospitalisation

- SJS/TEN suspecté
- DRESS
- AGEP sévère
- Décollement cutané étendu
- Atteinte de plusieurs muqueuses
- Douleur intense
- Déshydratation
- Infection sévère
- Altération de l'état général

Tableau 5. Principaux diagnostics différentiels

Toxicité	Diagnostic différentiel
Rash anti-EGFR	Acné, folliculite
Rash immunothérapie	Exanthème médicamenteux, psoriasis, eczéma
PPE	HFSR
HFSR	PPE, neuropathie

Paronychie	Panaris infectieux
Mucite	Candidose
Bulles	Pemphigus, pemphigoïde, SJS/TEN

Tableau 6. Dermocorticoïdes disponibles en France

Classification officielle de l'AMM française (depuis 2004) : la classe I correspond à l'activité la plus forte et la classe IV à l'activité la plus faible — c'est l'ordre inverse de certaines classifications « internationales » parfois citées, d'où un risque de confusion à bien vérifier avant prescription.

Classe (AMM FR)	DCI	Nom(s) commercial(aux)	Durée d'utilisation usuelle	Posologie
I — Très forte	Clobétasol propionate	Dermoval®, Clarelux® (mousse), Clobex® (shampooing)	Cures courtes, 2–14 j max	1 application/j le soir, jamais sur le visage
I — Très forte	Bétaméthasone dipropionate (forte conc.)	Diprolène®	Cures courtes, 2–14 j max	1 application/j, jamais sur le visage ni les plis
II — Forte	Bétaméthasone valérate	Betneval®, Bétésil® (emplâtre)	Jusqu'à 4 semaines puis dégression	1 application/j
II — Forte	Bétaméthasone dipropionate	Diprosone®, Diprosalic® (+ ac. salicylique)	Jusqu'à 4 semaines puis dégression	1 application/j
II — Forte	Hydrocortisone acéponate	Efficort®	Jusqu'à 4 semaines	1 application/j
II — Forte	Diflucortolone valérate	Nérisone®, Nérisone Gras®	Jusqu'à 3–4 semaines	1–2 applications/j selon phase
II — Forte	Fluticasone propionate	Flixovate®	Jusqu'à 4 semaines	1 application/j
II/III	Hydrocortisone butyrate	Locoïd®	Jusqu'à 4 semaines ; adapté visage/plis à faible dose	1 application/j
III — Modérée	Désonide	Tridésonit®, Locapred®, Locatop®	Visage, plis, région génitale ; jusqu'à 4 semaines	1 application/j
IV — Faible	Hydrocortisone (base)	Hydracort® et génériques	Peut être prolongée si besoin, surveillance simple	1–2 applications/j

Rappels de prescription : 1 application quotidienne suffit dans la grande majorité des cas (pas d'intérêt démontré à biquotidien) ; privilégier crème sur lésions suintantes/plis, pommade sur lésions sèches/épaisses, lotion/mousse sur le cuir chevelu ; toujours réévaluer avant renouvellement ; dégression progressive (espacement des applications) plutôt qu'arrêt brutal pour les cures prolongées, afin d'éviter un rebond.

⚠️ **Cette classification et ces durées sont des repères pédagogiques généraux ; se référer systématiquement au RCP/VIDAL de la spécialité prescrite, en particulier pour le visage, les plis, l'enfant et les traitements prolongés.**

Annexe 2 — Ordonnances types

Des modèles directement utilisables en consultation. Ces ordonnances sont des points de départ à adapter au patient, au grade et aux protocoles locaux.

Ordonnance 1 — Rash papulo-pustuleux des inhibiteurs de l'EGFR

✅ Doxycycline 100 mg, 1 comprimé matin et soir pendant 6 semaines.
✅ Dermocorticoïde de classe II, 1 application quotidienne pendant 2 semaines.
✅ Émollient, application 2 fois par jour.
✅ Écran solaire SPF 50+, application quotidienne.
✅ Réévaluation à 2 semaines.

Ordonnance 2 — Rash maculo-papuleux sous immunothérapie

✅ Dermocorticoïde adapté à la localisation, 1 à 2 applications/jour.
✅ Antihistaminique oral si prurit.
✅ Émollient 2 fois/jour.
✅ Réévaluation sous 7 jours.

Ordonnance 3 — Prurit

✅ Cétirizine 10 mg : 1 comprimé/jour (ou antihistaminique équivalent).
✅ Émollient quotidien.
✅ Dermocorticoïde si lésions inflammatoires.

Ordonnance 4 — Xérose et fissures

- ☑ Baume émollient riche : matin et soir.
- ☑ Crème à l'urée (5–10 %) selon la tolérance.
- ☑ Pansement hydrocolloïde sur les fissures douloureuses.
- ☑ Éviter les savons irritants.

Ordonnance 5 — Paronychie

- ☑ Antiseptique local.
- ☑ Bains antiseptiques 10 minutes, 2 fois/jour.
- ☑ Dermocorticoïde topique si inflammation.
- ☑ Antibiotique uniquement en cas de surinfection documentée.

Ordonnance 6 — Syndrome main-pied (PPE)

- ☑ Crème à l'urée 10–20 % : 2 fois/jour.
- ☑ Antalgique selon la douleur.
- ☑ Réduction des frottements.
- ☑ Réévaluation rapide.

Ordonnance 7 — Hand-Foot Skin Reaction (HFSR)

- ☑ Crème kératolytique (urée 20–40 %) sur les zones hyperkératosiques.
- ☑ Dermocorticoïde sur les zones inflammatoires.
- ☑ Pansements de protection si besoin.

Ordonnance 8 — Mucite

- ✅ Bain de bouche au bicarbonate de sodium.
- ✅ Anesthésique local avant les repas si douleur.
- ✅ Brossage doux.
- ✅ Hydratation régulière.

Ordonnance 9 — Surinfection cutanée

- ✅ Antiseptique local.
- ✅ Prélèvement bactériologique si indiqué.
- ✅ Antibiothérapie selon l'examen clinique et les recommandations locales.

Préparations magistrales utiles

Formulations à faire rédiger en « formule magistrale » par le pharmacien (concentrations non disponibles commercialement ou association non commercialisée). À adapter avec le pharmacien hospitalier ou d'officine selon les excipients et la stabilité disponibles localement.

Préparation magistrale 1 — Crème à l'urée forte concentration (HFSR/PPE sévère, hyperkératose)

✅ Formule : Urée 30 à 40 g, excipient de type crème hydrophile (ou Excipial®) qsp 100 g.

✅ Mode d'emploi : application locale 1 à 2 fois/jour sur les zones hyperkératosiques, après trempage si possible.

✅ Remarque : les concentrations commerciales plafonnent généralement à 10–20 % ; au-delà, une préparation magistrale est nécessaire.

Préparation magistrale 2 — Pommade kératolytique urée + acide salicylique (HFSR très hyperkératosique)

✅ Formule : Urée 10 g, acide salicylique 5 g, vaseline salicylée ou excipient qsp 100 g.

✅ Mode d'emploi : application le soir sur les zones très kératosiques, sous occlusion légère si toléré.

✅ Précaution : à éviter sur peau fissurée ou érodée (risque d'irritation par l'acide salicylique).

Préparation magistrale 3 — Bain de bouche pour mucite modérée à sévère

✅ Formule habituelle hospitalière : bicarbonate de sodium 1,4 % solution, lidocaïne visqueuse 2 %, et suspension antifongique (ex. amphotéricine B), à parts égales qsp le volume prescrit.

✅ Mode d'emploi : bain de bouche 4 à 6 fois/jour, sans avaler, avant les repas si effet antalgique recherché.

✅ Remarque : la formule exacte varie selon les protocoles locaux ; vérifier le protocole du service ou de la pharmacie hospitalière.

Préparation magistrale 4 — Dermocorticoïde dilué pour grande surface ou peau fragile

✅ Formule : dermocorticoïde de classe II (ex. bétaméthasone valérate) dilué à 50 % dans un excipient neutre, qsp 100 g.

✅ Mode d'emploi : 1 application/jour ; utile chez le sujet âgé, sur grande surface, ou en relais de dégression avant arrêt.

✅ Remarque : la dilution modifie la puissance réelle et doit être discutée avec le pharmacien (stabilité, homogénéité).

Annexe 3 — Fiches d'information destinées aux patients

Fiches conçues pour tenir sur une page, en langage simple, prêtes à être imprimées et remises en consultation.

Fiche patient 1 — Prendre soin de sa peau pendant un traitement anticancéreux

Pourquoi ces conseils ?

Certains traitements anticancéreux peuvent rendre la peau plus sèche, plus fragile ou provoquer des rougeurs, des boutons ou des fissures. Des soins simples permettent de limiter ces effets et d'améliorer votre confort.

Les bons gestes au quotidien

- Hydratez votre peau matin et soir avec une crème ou un baume émollient.
- Préférez des douches courtes à l'eau tiède.
- Utilisez un savon doux, sans parfum.
- Séchez votre peau en la tamponnant, sans frotter.
- Portez des vêtements en coton si possible.
- Buvez suffisamment d'eau.

À éviter

- Les gommages.
- Les savons agressifs.
- Les bains très chauds.
- Les produits contenant de l'alcool ou des parfums.

Fiche patient 2 — Bien protéger sa peau du soleil

Certains traitements rendent la peau plus sensible au soleil.

Comment se protéger ?

- Utilisez une crème solaire SPF 50+.
- Renouvelez l'application toutes les 2 heures en cas d'exposition.
- Portez un chapeau et des vêtements couvrants.
- Évitez l'exposition entre 11h et 16h.
- Recherchez l'ombre dès que possible.

Même par temps nuageux, une protection solaire est recommandée.

Fiche patient 3 — Prévenir le syndrome main-pied

Le syndrome main-pied peut provoquer des rougeurs, une sensibilité ou des douleurs des mains et des pieds.

Pour le prévenir

- Appliquez une crème hydratante matin et soir.
- Portez des chaussures confortables.
- Évitez les chaussures neuves ou serrées.
- Limitez les frottements répétés.
- Portez des gants pour les travaux ménagers ou le jardinage.
- Évitez les longues marches si vos pieds deviennent douloureux.

Consultez rapidement si

- vous avez des fissures ;
- vous ne pouvez plus marcher normalement ;
- des cloques apparaissent.

Fiche patient 4 — Bien prendre soin de ses mains et de ses pieds

Chaque jour

- Hydratez les mains et les pieds.
- Coupez les ongles droits.
- Gardez les pieds propres et secs.
- Vérifiez régulièrement l'apparition de rougeurs ou de fissures.

Évitez

- Les chaussures trop serrées.
- Les pédicures agressives.
- Marcher pieds nus.
- Arracher les peaux autour des ongles.

Fiche patient 5 — Soins des ongles

Certains traitements peuvent fragiliser les ongles.

Conseils

- Gardez les ongles courts.
- Limez-les doucement.
- Portez des gants pour le ménage.
- Évitez les faux ongles.
- Évitez de couper les cuticules.

Consultez si

- un ongle devient très douloureux ;
- du pus apparaît ;
- l'ongle se décolle complètement.

Fiche patient 6 — Prévenir les mucites

Une mucite correspond à une inflammation de la bouche pouvant être douloureuse.

Conseils

- Brossez-vous les dents avec une brosse souple après chaque repas.
- Utilisez un dentifrice non irritant.
- Faites des bains de bouche prescrits par votre équipe soignante.
- Buvez régulièrement de l'eau.
- Préférez des aliments mous si la bouche est douloureuse.

Évitez

- L'alcool.
- Le tabac.
- Les aliments très chauds, épicés ou acides.

Fiche patient 7 — Comment appliquer correctement une crème ?

Pour être efficace, la crème doit être appliquée régulièrement.

Mode d'emploi

- 1. Lavez-vous les mains.
- 2. Appliquez une couche fine sur toute la zone concernée.
- 3. Massez doucement jusqu'à pénétration.
- 4. Lavez-vous les mains après l'application (sauf si elles sont traitées).

Appliquez la crème selon la fréquence indiquée par votre médecin.

Fiche patient 8 — Quand faut-il consulter rapidement ?

Contactez votre équipe soignante sans attendre si vous présentez :

- 🚨 une éruption qui s'étend rapidement ;
- 🚨 des cloques ou un décollement de la peau ;
- 🚨 des plaies dans la bouche ou sur les lèvres ;
- 🚨 une atteinte des yeux (rougeur, douleur, baisse de la vision) ;
- 🚨 une fièvre associée à une éruption ;
- 🚨 une douleur importante des mains ou des pieds ;
- 🚨 une rougeur très douloureuse autour d'un ongle ;
- 🚨 des signes d'infection (pus, chaleur, gonflement).

N'arrêtez jamais votre traitement anticancéreux de votre propre initiative.

En cas de doute, contactez votre oncologue ou l'équipe qui vous suit. En cas de symptômes graves ou d'urgence, rendez-vous au service d'urgences le plus proche.

Annexe 4 — Bibliographie générale

Ouvrages de référence

- Bolognia JL, Schaffer JV, Cerroni L. Dermatology. 5th ed. Elsevier; 2024.
- Lacouture ME. Dermatologic Principles and Practice in Oncology. Wiley-Blackwell; 2013.
- Habif TP. Clinical Dermatology: A Color Guide to Diagnosis and Therapy. 7th ed. Elsevier; 2020.
- Kang S, Amagai M, Bruckner AL, et al. Fitzpatrick's Dermatology. 9th ed. McGraw-Hill; 2019.

Recommandations internationales

- National Cancer Institute. Common Terminology Criteria for Adverse Events (CTCAE), Version 5.0.
- ESMO Clinical Practice Guidelines — Prevention and management of dermatological toxicities related to anticancer agents.
- ASCO Guidelines — Management of immune-related adverse events.
- MASCC Guidelines — Dermatologic toxicities of EGFR inhibitors.
- SITC Clinical Practice Guidelines — Immune-related adverse events.
- NCCN Guidelines — Management of Immunotherapy-Related Toxicities.

Principaux essais cliniques

- Études sur les inhibiteurs de l'EGFR.
- Études sur les inhibiteurs de points de contrôle immunitaire.
- Études sur les inhibiteurs de BRAF/MEK.
- Études sur les inhibiteurs du VEGFR et multikinases.
- Études EV-103 et EV-302 (Enfortumab vedotin).
- Études sur les autres ADC.
- Études de référence sur les toxicités de la chimiothérapie.

www.ingramcontent.com/pod-product-compliance
Lightning Source LLC
LaVergne TN
LVHW070627061126
851857LV00003B/27